DAS PUDELWOHL KONZEPT

FÜHL' DICH JEDEN TAG FIT, VITAL UND ENERGIEGELADEN

NATASCHA ZIMMERMANN

Natascha Zimmermann: Das Pudelwohl Konzept - Rundum Wohlfühlen mit Hilfe der Traditionellen Chinesischen Medizin

ISBN (für die Printversion): 9781728808567

Imprint: Independently published

INHALT

BEGRÜSSUNG

Herzlich Willkommen beim Start in dein neues Leben!

Auf diesen Seiten werde ich dir verraten, wie du mit einer gesunden Lebensführung vitaler, entspannter, lebensfroher und schmerzfreier werden kannst. Du wirst lernen, deinen Instinkten zu vertrauen, deine Instinkte überhaupt wieder wahrzunehmen und genau zu wissen, was du wann brauchst, damit es dir gut geht. Du wirst dich wieder in deiner Mitte fühlen. Bereits nach einem Monat wirst du die ersten Erfolge deutlich spüren, sofern du dran bleibst und umsetzt, was ich dir mitgebe. Was du dafür tun musst?

Loslegen! Und zwar genau jetzt!

EINLEITUNG

Ich habe dieses Buch geschrieben, damit du, liebe Leserin, lieber Leser, nach der Lektüre genau weißt, was du selbst jeden Tag für deine Gesundheit und dein Wohlbefinden tun kannst. Mit der richtigen Lebensweise können wir Alltagswehwehchen ganz einfach wegzaubern. Das habe ich bei mir selbst, aber auch bei meinen zahlreichen KlientInnen feststellen dürfen.

Die meisten meiner KlientInnen kamen mit Beschwerden im Bewegungsapparat zu mir - Verspannungen im Schulter-Nacken-Bereich, Ischias-Probleme, Schmerzen in der Hüfte und vieles mehr. Es war faszinierend zu sehen, dass oft nur eine kleine Umstellung beim Frühstück wie ein Wunder geholfen hat.

Dabei sind die Auswirkungen der Anwendung der Traditionellen Chinesischen Medizin (TCM) im eigenen Alltag so viel vielfältiger.

Chronische Müdigkeit vergeht, die Lebensfreude wird neu entfacht, Schmerzen werden weniger, oder verschwinden sogar ganz, die Verdauung normalisiert sich, Emotionen sind im

Gleichgewicht, du fühlst dich ausgeglichen und stark. Körper, Geist und Seele dürfen wieder in Balance kommen.

Im Laufe dieses Buches wirst du noch erfahren, welches Element welche Beschwerden hervorrufen kann und was du dagegen unternehmen kannst.

Ich gebe dir eine Menge Methoden, Tipps und Tricks, um wieder in deine Mitte zu kommen.

BEVOR ES HIER ANS Eingemachte geht, möchte ich dir noch kurz erklären, wie dieses Buch funktioniert.

Damit du dich der Traditionellen Chinesischen Medizin spielerisch annähern kannst, ohne all die Fremdworte erst im Lexikon nachschlagen zu müssen, habe ich mich dafür entschieden das Thema einmal ganz anders anzugehen.

Trockene Informationen darüber, wie die chinesische Medizin wirkt und einzusetzen ist, gibt es bereits wie Sand am Meer. Deshalb möchte ich es so praxisorientiert wie möglich angehen. Mit viel Spaß und in einer Form, mit der du dir auch wirklich merkst, was du hier lernst - und es sofort einfach in deinem Alltag umsetzen kannst.

DESHALB FANGEN wir zunächst einmal mit einer Geschichte an. Geschichten merkt man sich nämlich leicht, sie sind spannend zu lesen - besser jedenfalls als sich durch trockene Theorie zu quälen - und bringen dich mit Leichtigkeit genau dorthin, wo du hin willst.

In dieser kleinen Geschichte begleitest du Lola, den Pudel, auf ihrer Suche nach ihrem Wohlbefinden. Du wirst auf Emilia Klaubnatra, die zerstreute, aber doch sehr kluge Eule treffen, die Lola und ihrer ganzen Klasse erklärt, was dazu gehört, um mehr

Lebensenergie zu gewinnen und sich pudelwohl zu fühlen. Auch mit Rufus, dem Löwen, und Pippa, dem Nilpferd, das sich als Einhorn fühlt, wirst du Bekanntschaft machen.

Die Geschichte ist nicht notwendig, um mit deiner gesunden Lebensweise zu beginnen. Sie ist dafür da, dir einen Einblick in das System der Traditionellen Chinesischen Medizin und die Gewinnung und Verteilung der Lebensenergie in deinem Körper zu geben. Wenn dich Geschichten also nicht so sehr begeistern, kannst du sie auch überspringen und gleich mit dem Hauptteil des Buches beginnen - oder sie einfach am Ende lesen.

IM HAUPTTEIL des Buches findest du praktische Anweisungen. Zwar erkläre ich dir auch die Hintergründe, aber im Fokus dieses Buches steht immer die praktische Umsetzung. Du darfst es so leicht wie möglich haben. Zu viel Theorie verwirrt am Ende nur und ist einfach nicht zweckmäßig.

Trotz allem möchte ich dir, wenn es dich interessiert, einen Einblick in die fünf Elemente und ihre Wirkungsweise geben.

IM ERSTEN KAPITEL klären wir daher gemeinsam, was die fünf Elemente sind, und was Yin und Yang eigentlich bedeutet. Du erfährst hier einiges über die fünf Elemente und ihr Zusammenspiel mit deinen Organen und natürlich lüften wir hier auch das Geheimnis der Organuhr - du erfährst also, welche Organe zu welcher Tages- beziehungsweise Nachtzeit und auch zu welcher Jahreszeit aktiv sind und wann du sie am besten stärken kannst.

DAS ZWEITE KAPITEL behandelt sehr umfangreich eine gesunde

Ernährung nach der Traditionellen Chinesischen Medizin - vielleicht besser bekannt als 5 Elemente Ernährung. Dabei ist es ganz und gar nicht notwendig, dass du im Kreis kochst, oder irgendwelche exotischen Lebensmittel aufspürst. Wie das ganze Buch ist auch dieser Teil auf unseren westlichen Alltag abgestimmt. Außerdem erfährst du sowieso vor allem WIE du essen sollst, damit es dir gut geht. Ganz wichtig ist nämlich der Genuss im Leben und, dass du mit deiner Ernährung keinen Stress hast. Aber dazu kommen wir später noch.

Du lernst also die Grundregeln einer gesunden Ernährung, die sehr leicht in deinen Alltag zu integrieren sind, aber bereits eine riesengroße Wirkung auf dein Wohlbefinden haben. Falls es dir doch einmal schwer fallen sollte, gibt es immer noch den Abschnitt "Wenn es einmal nicht so gut läuft".

Im Abschnitt "Das richtige Frühstück" wirst du deinen Frühstücks-Typ kennen lernen und erfahren, was dich wirklich satt hält, sodass später am Tag kein Heißhunger aufkommt.

Falls du schon immer dachtest, du müsstest einmal deinen Körper entgiften, dann ist der Abschnitt "Entgiftung auf chinesische" der richtige für dich. Hier lernst du die chinesische Reiskur kennen, bei der du dich so richtig schön satt essen darfst und trotzdem deinen Körper entgiftest.

Des weiteren erfährst du im zweiten Kapitel auch noch, was die richtigen Zubereitungsmethoden sind und wir machen einen kleinen Exkurs zu dem Thema "Fleisch - ja, oder nein?".

Alleine diese Anleitung zur gesunden Ernährung kann dir schon dabei helfen, dich wesentlich wohler, fitter und vitaler zu fühlen und so manche Verspannungen zu vertreiben. Außerdem kannst du deinem Heißhunger Lebewohl sagen, der Zuckerentzug funktioniert quasi von alleine und du kommst mit Genuss zu deinem Idealgewicht - wenn du das nicht schon längst hast.

. . .

Im dritten Kapitel widmen wir uns den Jahreszeiten. Besser gesagt, dem Leben im Einklang mit den Jahreszeiten nach der Traditionellen Chinesischen Medizin. Hier bekommst du eine Reihe Tipps von mir, was du in welcher Jahreszeit tun kannst, um dich pudelwohl zu fühlen.

Das vierte Kapitel ist den Emotionen gewidmet. Neigst du vielleicht dazu, zu viel nachzudenken, ständig zu grübeln, oder hast du sogar hin und wieder Wutausbrüche? Bist du oft traurig, zornig, viel zu übertrieben fröhlich? Was es auch sein mag, probiere die Tipps in diesem Kapitel aus und du wirst dich wesentlich ausgeglichener fühlen.

Das fünfte Kapitel ist der Entspannung gewidmet. Du weißt ja, Stress ist gar nicht gut. Deshalb werden wir gemeinsam meditieren und du wirst einige Entspannungsübungen kennen lernen, die du entweder zwischendurch, oder ausgiebig am Abend oder in der Früh machen kannst.

Im sechsten Kapitel dreht sich alles um positives Denken. Aber nicht so, wie du vielleicht denkst. Wir wollen uns die Welt nicht schönreden (oder schöndenken). Wir bleiben schon am Boden der Realität. Es ist nunmal so, dass deine Gedanken dein Wohlbefinden beeinflussen und deshalb darf Schluss sein mit negativ denken, oder sich in Dinge hineinsteigern. Eine positive Grundeinstellung verbessert dein Wohlbefinden um einiges. Wir werden dazu ein paar Übungen machen, damit du dir selbst ein Bild machen kannst.

. . .

Das siebte Kapitel ist der Bewegung und deiner Fitness zugeschrieben. Keine Sorge, ich schicke dich nicht ins Fitness Center und werde dich auch nicht bitten, Krafttraining zu machen, um deinen Körper zu stählen. Hier geht es über sanfte Bewegung, die deine Energieleitbahnen befreit und deine tiefliegenden Muskelschichten anspricht.

Ich stelle dir zwei Bewegungsformen vor. Die eine, die Meridiandehnung, nimmt recht wenig Zeit in Anspruch. Du kannst sie in nur fünf Minuten am Tag "erledigen". Trotzdem tust du damit etwas für deinen gesamten Organismus.

Die zweite Methode kann auch schon einmal eine Stunde dauern, wenn du das möchtest. Qi Gong der 8 Brokate ist die meist verbreitete Form der chinesischen Bewegungslehre. Sie bringt deine Lebensenergie zum Fließen und kann - genauso wie die Meridiandehnung - Beschwerden nach und nach lindern.

Im achten Kapitel bekommst du noch weitere Tipps von mir, was du täglich, oder auch einmal zwischendurch tun kannst, um dein Wohlbefinden zu verbessern.

Im neunten Kapitel widmen wir uns noch einmal jedem Element einzeln. Hast du bis dahin bereits gelernt, wie du deinen gesamten Organismus stärken kannst, bekommst du hier erneut eine Zusammenfassung über die einzelnen Elemente, die diversen Beschwerden, die in dem jeweiligen Element auftreten können und eine Anleitung, wie du jedes Element stärken kannst. Dieser Teil ist dazu gedacht, später einmal einfach und rasch nachschlagen zu können. Wenn du ganz besonders neugierig bist und bereits weißt, in welchem Element es bei dir ein bisschen stockt, dann ist es natürlich auch erlaubt, gleich einen Blick dorthin zu werfen.

Zum Abschluss triffst du noch einmal auf Lola, den Pudel, und erfährst, wie es ihr ging, nachdem sie auf Emilia Klaubnatra und ihre Klasse gestoßen ist.

Sieh dieses Buch bitte als großes Ganzes. Alle Methoden, die ich dir hier vorstelle, wirken für sich alleine bereits sehr gut, aber in der Kombination entfalten sie ihre volle Kraft. Auch wenn es am Anfang vielleicht viel aussieht, es ist ganz und gar nicht schwer, all das in dein Leben zu integrieren. Es macht sogar Spaß - vor allem, wenn du die ersten Veränderungen spürst.

Ein paar Worte, weil es einfach erwähnt werden muss: So wirksam die Methoden der TCM auch sind, wenn du krank bist, gehe bitte zu einem Arzt und/oder Therapeuten. Kein Buch der Welt kann das ersetzen. Möchtest du die Methoden, die ich dir hier vorstelle, trotzdem anwenden, dann sprich das bitte vorher mit deinem Arzt, vielleicht auch mit einem Arzt der Chinesischen Medizin, sofern sich dein behandelnder Arzt mit dieser Thematik nicht auskennt, ab.

Jetzt aber los!

DER BONUSBEREICH

Weil es sich als ziemlich schwierig herausgestellt hat, einem Buch Videos beizufügen, habe ich mich dazu entschlossen, dir einen eigenen kleinen Bonusbereich auf meiner Webseite einzurichten. Wenn du Lust hast, kannst du dich dort eintragen und dir noch mehr Material zu deiner neuen, gesunden Lebensweise holen. Völlig kostenlos natürlich.

Du findest dort:

- Die Erklärung der Lebensenergie-Gewinnung als Video zum Anschauen
- Die Ernährungsregeln auf einen Blick als PDF zum Downloaden und Ausdrucken
- Die Merdiandehnungsübungen auf einen Blick als PDF zum Downloaden und Ausdrucken
- Die Qi Gong Übungen auf einen Blick als PDF zum Downloaden und Ausdrucken

- Die Meditationsanleitung als Audiodatei zum Anhören und Downloaden
- Die Entspannungsübung als Audiodatei zum Anhören und Downloaden
- Alle Bilder in Farbe zum Downloaden und Ausdrucken

Hier ist dein Link:
https://nataschazimmermann.com/pwk-buch

EINE GESCHICHTE ÜBER DEINE LEBENSENERGIE

Als Lola den dritten Tag in Folge in einem miefigen Klassenzimmer verbringt und ihrer schmächtigen Lehrerin zuhört, wie sie sich über die Vorteile von Rohkost auslässt, wird ihr plötzlich eines klar: Das ist nichts für sie.

Es kann doch nicht sein, dass sie ihren größten Wunsch, sich endlich wieder pudelwohl in ihrem Körper zu fühlen, nur dadurch erreichen kann, nie wieder den Herd zu benutzen und zum Wiederkäuer zu werden. Drastisch ausgedrückt natürlich.

Obst und Gemüse sind wichtig, das ist Lola schon bewusst. Sie isst es auch wirklich gerne. Aber bei dem Gedanken daran, nie wieder Pasta, Kaiserschmarren und Burger essen zu dürfen, wird ihr ganz anders und ihr rinnt ein Schauer den Rücken herunter.

Zugegeben, jeden Tag nur Rohkost zu essen, ist bestimmt einfacher und spart Zeit. Aber diesen Preis für ein bisschen Gemütlichkeit zu bezahlen, dafür ist sie einfach nicht bereit. Da zwackt sie sich lieber ein paar Minuten von ihrer täglichen Haarpflege ab. Das will schon etwas heißen, denn die ist ihr als Pudeldame nun wirklich heilig.

Deshalb trifft Lola einen Entschluss: Dies war der letzte Tag in ihrer Raw Food Klasse. Sie wird sich eine Ernährungsform suchen, die wirklich zu ihr passt und bei der sie nicht auf so vieles verzichten muss. *"Hoffentlich gibt es das überhaupt..."*, ist der Gedanke, der ihr dabei durch den Kopf schwebt. Aber sie muss es einfach versuchen.

ZUHAUSE ANGEKOMMEN, fährt sie gleich ihren Laptop hoch und startet den Internet-Browser. In die Suchmaschine gibt sie die Worte "Gesunde Ernährung" ein.

„Phuh, über 36 Millionen Ergebnisse. Das kann ja heiter werden."

Stunden später, es ist bereits nach Mitternacht, schwirrt ihr der Kopf vor lauter Informationen.

Die meisten Ernährungsformen kommen für sie nicht in Frage. Da würde genau das gleiche passieren wie bei der Rohkost. Sie müsste auf zu vieles verzichten und sich zu sehr einschränken.

Wirklich weiter weiß sie aber auch nicht.

Bei dem breiten Angebot das richtige zu finden, ist wirklich nicht einfach.

Plötzlich kommt ihr eine Idee.

„Kann es sein, dass mehr dazu gehört als nur die Ernährung, damit ich mich wohl fühle?"

Sie beschließt, erst einmal mehr über das System und die Funktionen Ihres Körpers zu lernen, bevor sie sich ahnungslos in eine neue Ernährungsform pressen lässt und einfach alles glaubt, was ihr da so erzählt wird.

Nach einer kurzen Recherche im Internet hat sie den für sie richtigen Kurs gefunden:

Einführung in die Lebensenergien des Körpers

Die Beschreibung klingt interessant...

„In diesem Kurs beschäftigen wir uns mit den Funktionen des Körpers und seiner Organe. Sie lernen, woher ihr Körper seine Energie nimmt und wie die einzelnen Organe daran arbeiten, diese Energie im Körper zu verteilen. Nach diesem Kurs werden sie wissen, was dazu gehört, um sich pudelwohl zu fühlen."

Nach ein paar Klicks und der Bezahlung per Paypal ist sie auch schon angemeldet. Der Kurs startet morgen. Höchste Zeit ins Bett zu gehen.

~

Als Lola am nächsten Morgen aufwacht, fühlt sie sich wie gerädert.

Es ist zwar nichts Neues für sie, dass sie morgens müde aufwacht und am liebsten noch eine Runde schlafen würde, aber nach der kurzen Nacht ist es besonders schlimm.

Ein schneller Blick auf die Uhr zeigt ihr, dass sie keine Zeit mehr hat, um im Bett darauf zu warten, endlich wach zu werden. Sie muss sich beeilen, um rechtzeitig in ihren Kurs zu kommen.

„Hoffentlich finde ich dort endlich, was ich brauche...“, denkt sie sich, als sie in Eile und ohne Frühstück das Haus verlässt.

Auf der Fahrt zu der Ausbildungsstätte kommen ihr erste Zweifel.

„Was, wenn ich dort wieder nicht richtig bin?“

Der Rohkost-Kurs war schließlich nicht der Erste, den Lola besucht hat, um endlich zu lernen, wie sie richtig mit sich und ihrem Körper umgehen kann, damit es ihr wieder gut geht. Geholfen hat bisher nur leider nichts.

Dabei war sie früher so... entspannt. Ihr ging es richtig gut und sie hat sich nie Gedanken darum gemacht, was sie essen sollte und was lieber nicht.

Eine gesunde Lebensführung war ihr, gelinde gesagt, schnurzpiepegal.

Alles war gut, bis er gekommen ist...

Die Stimme ihres Navis riss sie aus ihren Gedanken.

„Sie haben ihr Ziel erreicht. Das Ziel liegt auf der rechten Seite.“, teilt ihr die freundliche Frauenstimme mit.

„Sehr gut! Dann kann es ja los gehen. Wagen wir uns hinein.“

Lola ist beim Blick in den Unterrichtsraum erstaunt. So viele Kursteilnehmer hätte sie nicht erwartet. Es ist sogar nur noch ein Platz frei. In der ersten Reihe. Genau vor dem ‚Lehrertisch‘.

„Na toll. Das fängt ja schon gut an.“

In dem Moment als Lola sich auf ihren Stuhl setzt, kommt auch schon die Kursleiterin bei der Tür herein.

„Oh mein Gott! Wo bin ich hier bloß gelandet?“, ist Lolas erster Gedanke als sie ihre neue Lehrerin erblickt.

Die alte Eule wirkt mehr als verwirrt. Als hätte sie nicht mehr alle Federn beisammen. Und das will etwas heißen, denn die kunterbunten Federn stehen ihr wirklich in alle Richtungen ab. Die dicke Brille auf ihrem Schnabel, die ihre Augen noch größer wirken und keinen Zweifel daran lässt, dass die Dame schielt, verstärkt den Eindruck nur noch.

„Wunderschönen guten Morgen, meine Damen und Herren! Bitte setzt euch auf eure Plätze, damit wir mit dem Unterricht beginnen können. Ich suche nur noch schnell etwas...“, etwas verwirrt, was nicht weiter verwunderlich ist, greift die Eule in ihre Tasche und kramt einige Minuten vor sich hin, bis sie scheinbar gefunden hat, wonach sie suchte.

„Ah, da ist es ja.“ Schwungvoll hält sie ein Stäbchen in die Luft.

„Was soll das denn bitte sein“, kommt es aus den hinteren Reihen von einem mürrisch aussehenden Löwen.

„Das, mein lieber Herr, ist mein Dings-da-Diagnose-Instrument. Einige von euch werden schon noch merken, wofür es gut ist. Sobald die Zeit reif ist.", wirft die Eule ihre mysteriöse Antwort in den Raum.

„Nun wollen wir aber erst einmal beginnen. Darf ich mich vorstellen: Ich bin Frau Klaubnatra. Emilia Klaubnatra. Ihr könnt Emilia zu mir sagen. Ich wäre ohnehin dafür, dass wir uns alle duzen, wenn es recht ist. Das erleichtert die Sache ungemein."

Verdutzt durch die merkwürdige Wortwahl von Frau Emilia Klaubnatra, schaut sich Lola im Raum um. Ein einstimmiges Kopfnicken unter den Teilnehmern ist zu sehen. Nun gut, dann stimmt sie eben auch ein und nickt ebenfalls mit ihrem Kopf.

„Schön. Da wir das nun geklärt haben... Ihr habt bestimmt alle die Kursbeschreibung gelesen. Darin stand nicht, was ich euch gleich sagen möchte. Also, ich sage euch jetzt noch, was ihr darin nicht finden konntet. Nämlich das Thema, um das es hier heute eigentlich geht. Wir werden uns heute mit dem Dreifacherwärmer beschäftigen. Wer hat noch nie etwas vom Dreifacherwärmer gehört?"

Ein Blick nach hinten genügt und Lola atmet erleichtert auf. Nicht nur sie hat keine Ahnung, wovon Emilia da spricht. Alle im Raum, einschließlich ihr selbst, haben ihre Hände gehoben.

„Das dachte ich mir schon.", meint Emilia daraufhin mit einem verschmitzten Lächeln im Gesicht.

„Wir haben nur diesen einen Tag um das wirklich sehr komplexe Thema zu erarbeiten. Ich möchte, dass jeder von euch heute Abend, bevor er nach Hause geht, ganz genau versteht, was der Dreifacherwärmer ist und wie er funktioniert."

„Ich bin wohl doch falsch hier.", denkt sich Lola und hebt schüchtern ihre Hand.

„Ja, bitte?" Die Verwunderung darüber, dass an dieser Stelle des Unterrichts bereits Wortmeldungen aus dem Teilnehmerkreis kommen, ist Emilias Tonlage deutlich zu entnehmen und lässt Lola noch unsicherer werden.

Trotzdem stellt sie tapfer ihre Frage.

„Ähm... Ich bin eigentlich hier, um etwas über meinen Körper und seine Vorgänge zu lernen. Ich möchte wissen, was ich tun kann, um mich wieder pudelwohl zu fühlen. Ich weiß nicht so recht, ob ihr Dreifacherwärmer mir dabei helfen kann..."

„Natürlich. Natürlich. Alles zu seiner Zeit. Keine Sorge... ähm..."

„Ich heiße Lola."

„Lola, ja genau. Also keine Sorge. Der Dreifacherwämer hat ganz viel damit zu tun, was du tun kannst, um dich wieder pudelwohl zu fühlen. Wenn nicht sogar alles."

Ein leises Raunen geht durch den Raum. Anscheinend verstehen auch die anderen Kursteilnehmer nur Bahnhof. Aber eines muss man Emilia lassen. Mit ihrer mysteriösen Antwort hat sie schon Lolas Neugierde geweckt.

Sie beschließt deshalb, dem Ganzen erst einmal eine Chance zu geben. Anscheinend weiß die Eule doch viel mehr, als ihr Aussehen vermuten ließe.

„Kommen wir also zum Dreifacherwärmer. Ihr müsst euch übrigens gar nicht merken, dass er so heißt. Das ist komplett irrelevant für das, was ich euch erklären möchte. Aber ich will es zumindest erwähnt haben."

Während sie spricht, malt die Eule eine Zeichnung auf die Tafel.

Lebensenergie
GEWINNUNG

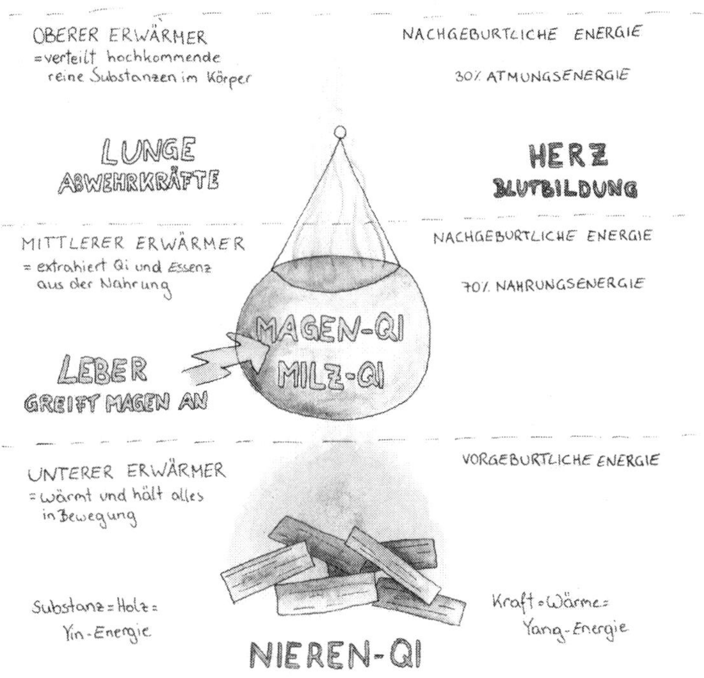

„Ach, interessant. Da sind wohl alle Organe enthalten in diesem Dreifacherwärmer.“, denkt sich Lola anerkennend. *„Trotzdem. Das schaut alles sehr kompliziert aus...“*

„Das hier unten“, setzt die Eule an und zeigt mit ihrem Dings-da-Diagnose-Instrument auf das untere Drittel ihrer Zeichnung. „Hier unten ist der untere Erwärmer. Er ist dafür zuständig, dass er euch erwärmt und alles in Bewegung hält. In diesem Bereich ist auch euer Nieren-Qi.“ Weiter kommt die Eule nicht, da wird sie schon unterbrochen.

„Bitte, Frau, ähm, Emilia. Zuerst kommen Sie, also du, uns mit einem Dreifacherwärmer und jetzt auch noch mit Nieren-Qi. Ich glaube, ich bin nicht die einzige, die keine Ahnung hat, wovon sie da überhaupt reden.“

Der Einwand kam aus den hinteren Reihen. Als Lola sich umblickt, erkennt sie ein Nilpferd mit... Moment, was ist das denn? Tatsächlich... Mit einem Einhorn-Horn am Kopf. Kopfschüttelnd wendet sie sich wieder Emilia zu.

„Nun, ja, da hast du wahrscheinlich Recht. Ihr seid wirklich noch totale Anfänger.“, grinst Emilia wieder in sich hinein.

Lola kommt das langsam irgendwie komisch vor. Wieso grinst diese Eule immer so merkwürdig, wenn sie erkennt, dass keiner der Teilnehmer eine Ahnung hat, wovon sie spricht.

„Also gut. Dann wollen wir das Rätsel einmal lösen. In diesem Kurs geht es eigentlich um die Traditionelle Chinesische Medizin. Der Dreifacherwärmer beschreibt, wie die Lebensenergie - also das Qi, wie es hier genannt wird - vom Körper aufgenommen und verteilt wird. Ich erkläre euch heute, was alles dazu gehört, damit ihr immer ausreichend mit gesunder Lebensenergie versorgt seid.“

„Aber wieso wolltest du uns nicht sagen, dass es eigentlich um die Traditionelle Chinesische Medizin geht?“, fragt Lola verwundert nach.

„Das ist ganz einfach. Immer wieder erscheinen neue

Trends, auf die die Menschen aufspringen und denen sie folgen wollen. Einmal ist es 'in' Veganer zu sein, um im nächsten Moment Paleo oder Raw Food toll zu finden. Nehmen wir einmal das Beispiel Clean Eating. Was heißt das denn genau, außer, dass es sich gut anhört? In Wahrheit geht es einfach nur darum, frische Nahrungsmittel selbst zuzubereiten. Das ist nichts wirklich Neues, aber aufgrund des tollen Namens, steigen viele auf den Zug auf. So verbreitet sich dieser Trend. Die Traditionelle Chinesische Medizin ist kein Trend. Sie ist über 3.000 Jahre alt und klingt auch nicht besonders sexy. Dafür ist sie aber auch keine Modeerscheinung, die irgendwann einmal wieder von der Bildfläche verschwindet. Sie ist lange Zeit erforscht und erprobt. Hätte ich aber bereits in die Kursbeschreibung geschrieben, dass es sich um das Wissen der Chinesischen Medizin handelt, hätte das die wenigsten von euch interessiert. So ist das leider."

Die Worte haben Lola nachdenklich gemacht. Hätten sie die Worte 'Traditionelle Chinesische Medizin' wirklich abgeschreckt? Besonders modern klingt das nicht, das muss sie zugeben. Und da sie davor noch nie damit zu tun hatte, hätte sie auch gar nicht gewusst, was sie damit anfangen soll. Also ja, wahrscheinlich hätte sie den Kurs dann nicht besucht. Es hätte ihr einfach nichts gesagt.

„Wisst ihr", erklärt die Eule weiter. „Der größte Wunsch des Menschen ist es, gesund zu sein. Denn ohne Gesundheit ist alles Nichts. Aber leider wissen nur die wenigsten, wie einfach es ist, sich selbst und seinem Körper etwas Gutes zu tun. Da greife ich lieber zu einem kleinen Trick und kann dadurch mehr Menschen von diesem gesunden Lebensstil überzeugen."

Das klingt auch in Lolas Ohren sinnvoll. Ihre Neugierde auf das alte Wissen der Chinesen steigt immer mehr. Sie möchte endlich wissen, was es mit dieser Zeichnung auf sich hat.

„Dann wollen wir einmal im Stoff weitermachen. Ich werde

versuchen, alles noch einfacher zu erklären, damit ihr wirklich alles versteht."

Mit diesen Worten dreht sich die Eule wieder zur Tafel um.

„Wie ihr an der Zeichnung erkennen könnt, gibt es drei Erwärmer. Jeder Erwärmer hat dabei eine eigene Funktion und ist für bestimmte Organe zuständig. Um das noch besser verstehen zu können und bevor die Frage kommt, wo denn die restlichen Organe versteckt sind, möchte ich dazu noch kurz etwas erklären. In der Chinesischen Medizin gibt es fünf Elemente. Jedem Element sind dabei zwei Organe zugeteilt. Nur bei einem Element, dem Feuer, sind es vier Organe, wenn man sie denn so nennen will. Aber darauf komme ich noch zu sprechen. Jedenfalls ist immer eines der beiden Organe das Hauptorgan und wird deshalb auch immer erwähnt, während das andere leicht einmal untergehen kann, auch wenn es genauso wichtig ist. Wenn ihr euch jetzt darum kümmern wollt, dass es euch gut geht und ihr euch, wie Lola vorhin gesagt hat, pudelwohl fühlen wollt, dann sollte es euer größtes Anliegen sein, eure Mitte zu stärken."

„Entschuldigung, Emilia.", zaghaft hält Lola ihre Hand in die Höhe, um aufzuzeigen.

„Ja, Lola?"

„Ich möchte dich nur ungerne unterbrechen, aber wieso soll es reichen, meine Mitte zu stärken, wenn es doch so viele Organe gibt, um die ich mich kümmern kann? Und, was noch viel wichtiger ist: Was soll die Mitte denn nun schon wieder sein?"

„Ein berechtigter Einwand. Und hättest du mich aussprechen lassen, wäre ich noch darauf zu sprechen gekommen und deine Frage hätte sich erledigt gehabt.", erwidert die Eule. Und auch wenn die Bedeutung der Worte dafür hätten sorgen können, dass Lola eingeschüchtert ist, so zeigt ihr das Lächeln, das schon wieder den Schnabel von Emilia umspielt, dass sie eher amüsiert als wirklich beleidigt ist.

„Lola, deine Mitte - um deine zweite Frage zu beantworten - ist dein Erd-Element. Also die Organe Milz und Magen, wobei die Milz hier das Hauptorgan ist. Die chinesische Milz hat aber nichts mit unserer realen Milz zu tun. Im alten China hatten die Menschen nur eine Vorstellung vom Körper. Sie haben sich nicht wirklich alle Organe angesehen und auf ihre Funktionen hin untersucht. Die chinesische Milz ist also eher die Vorstellung der Chinesen davon, wie der Körper funktioniert, als das tatsächliche Organ Milz, wie wir es aus der westlichen Medizin kennen."

„Du meinst, die Chinesen wissen gar nicht, dass die Milz in Wahrheit zu nichts zu gebrauchen ist?", wirft Lola ein.

„Nunja, so würde ich es nicht gerade sagen. Auch in der westlichen Medizin ist die Milz durchaus für ein paar wichtige Aufgaben zuständig. Aber du hast Recht, in China wird ihr viel, viel mehr Bedeutung beigemessen. So viel sogar, dass sie das wichtigste Organ darstellt. Die chinesische Milz steht für den gesamten Verdauungsapparat, wozu in der chinesischen Medizin auch das Gehirn gehört - hier werden schließlich die Gedanken verdaut - und dieser Verdauungsapparat hat einen Körper, die Muskulatur sowie das Fett- und Bindegewebe. All das macht also die chinesische Milz aus. Geht es der Milz gut, geht es all diesen Bereichen unseres Körpers gut und noch viel mehr."

„Und warum soll ich mich jetzt nicht um die anderen Organe kümmern, sondern nur um die Milz?", fragt Lola noch einmal.

„Stell dir die Milz als Hausfrau und Mutter vor. Die Frau hat 9 Kinder, um die sie sich kümmern muss. Bekommt sie alles, was sie braucht und hat genügend Kraft und Reserven, gelingt ihr dieser Job sehr gut. Sie kann sich ausreichend um ihre Kinder kümmern, die Hausaufgaben mit ihnen machen und gleichzeitig auch noch den Haushalt führen. Alles läuft reibungslos. Ist sie aber geschwächt, bricht das System in sich zusammen. Sie kann nicht mehr für alle 9 Kinder da sein und gleichzeitig ihrem Job im Haushalt nachgehen und die Wohnung sauber halten. Langsam aber sicher werden die Kinder darunter leiden und Probleme werden entstehen."

„Verstehe ich das richtig: Geht es der Mutter gut, geht es automatisch auch ihren Kindern gut?"

„Richtig, Lola. Und noch viel mehr. Denn es geht dann nicht nur ihren Kindern gut, sondern auch dem Haus, in dem sie leben."

Diese Erkenntnis lässt Hoffnung in Lola aufstreben. Vielleicht ist sie hier wirklich in genau dem richtigen Kurs. Eifrig schreibt sie ihr neu gewonnenes Wissen in ihren Notizblock.

Geht es meiner Mitte gut, geht es meinem gesamten Körper gut.

„Ich will euch zwar nicht verwirren, aber natürlich ist es nicht ganz so einfach, wie in dem Beispiel mit der Hausfrau und Mutter. Die Milz hat nämlich im Grunde nur ein Kind, oder zwei, wie man es sieht. Dieses Kind ist die Lunge. Die Lunge steht dabei nicht nur für dieses Organ - also die westliche Lunge - sondern für das gesamte Atemsystem bis hin zur Nase. Sie steht in engem Zusammenhang mit dem Dickdarm, weil sie beide dem Element Metall angehören. Die Lunge ist in diesem Element also das Hauptorgan und der Dickdarm das Nebenorgan. Das Metall-Element entfaltet sich über die Körperhaare und das zugeordnete Gewebe ist die Haut. Geht es der Lunge gut, erkennen wir das - unter anderem - an reiner, strahlender

Haut. Die Lunge hat außerdem die spezielle Aufgabe, sich um unsere Abwehrenergie zu kümmern. Eine starke Lunge steht also auch für ein intaktes Immunsystem."

Lola hat schon ihren Stift in der Hand und will ihren aufgeschriebenen Satz wieder löschen, da fügt Emilia mit einem Blick auf sie hinzu: "Trotzdem ist die Mitte dafür verantwortlich, dass es allen gut geht. Es ist ein Kreislauf, in dem sich die Elemente bewegen. Sie beeinflussen sich gegenseitig. Dass wir uns gerade um unsere Mitte so gut kümmern sollen, liegt daran, dass sie die meisten Auswirkungen auf unseren Körper hat, weil sie die Mitte des Systems ist. Lasst mich das bitte noch genauer erklären."

Emilia geht wieder zu ihrer Zeichnung und deutet erneut mit ihrem Dings-da-Diagnose-Intrument auf das untere Drittel.

„Hier nimmt zwar der Verlauf seinen Anfang, aber hier oben", das Dings-da-Diagnose-Intrument wandet in die Mitte der Zeichnung. „Hier findet der eigentliche Verteil-Prozess der Lebensenergie statt von der alles ausgeht. Die Energie im unteren Drittel ist unser Nieren-Qi, wie ich eingangs schon einmal versucht habe zu erklären. Hier, in unserer chinesischen Niere, ist jene Lebensenergie gespeichert, die wir bei unserer Geburt von unseren Eltern mitbekommen haben. Diese Energie gilt es zu schützen und so wenig es geht, in Anspruch zu nehmen. Diese Energie ist nämlich nicht nachfüllbar. Egal, wie sehr wir uns um einen gesunden Lebensstil bemühen. Wir können sie also nur bewahren, aber nicht auffüllen. Ein gesunder Lebensstil hilft uns natürlich dabei, sie zu bewahren, indem wir genug neue Energie produzieren, die wir verbrauchen können. Nennen wir diese Energie doch einfach das 'Lebensfeuer'. Ihr seht, dass ich im mittleren Drittel einen Kessel gemalt habe. Dieser Kessel stellt eure Mitte dar. Und wie es nun einmal so ist mit Kesseln, die am Feuer stehen, sie gehören die ganze Zeit über beheizt, sonst verlieren sie an Wärme. Hier, im mittleren Erwärmer, passiert jetzt etwas ganz tolles. Der mittlere Erwärmer ist dafür zuständig, die Lebensenergie und die Essenz aus deiner Nahrung zu extrahieren. Gibst du deinem Körper also Nahrhaftes zu Essen, kümmert sich der Erwärmer darum, die Energie aus deiner Nahrung in Lebensenergie für deinen Körper umzuwandeln. Ganze 70 Prozent der Lebensenergie, die du von außen aufnehmen kannst, kannst du aus deiner Ernährung gewinnen."

Lola kratzt sich am Kopf und ist leicht verwirrt.

„Aber... Wenn das ein Kessel ist, der die ganze Zeit beheizt werden muss und darunter befindet sich mein Lebensfeuer, wie kann ich dann vermeiden, dass dieses Feuer verbraucht wird?"

„Ich bin froh, dass du das fragst, Lola." Schon wieder hat Emilia dieses Schmunzeln um den Schnabel.

„Wenn du dich richtig ernährst und die Grundregeln einer gesunden Ernährung beachtest, dann bleibt dein Kessel von alleine warm und muss nicht durch das Feuer darunter ständig neu erhitzt werden. Du kannst dir das so vorstellen: Wenn du der Hausfrau und Mutter aus unserem früheren Beispiel alles gibst, was sie braucht, hat sie von sich aus genug Energie, um sich um alle ihre 9 Kinder und auch noch den Haushalt zu kümmern. Ist sie aber selbst schon müde, weil sie eben nicht genug Energie hat, muss sie andere um Hilfe bitten. In unserem Fall ist es die Niere zu der sie schnorren geht. Lieb wie die Niere nun einmal ist, gibt sie der Milz ein bisschen etwas von ihrer Energie ab. Da ihr nun wisst, dass die Speicher des Lebensfeuers nicht nachgefüllt werden können, ist es aber auch klar, dass die Niere irgendwann einmal auch nicht mehr aushelfen kann. Dann gibt es keine Energiereserven mehr, auf die zurückgriffen werden kann."

Zögernd hebt Lola wieder ihre Hand in die Luft und zeigt auf. Wieso muss sie auch die einzige hier im Raum sein, die die

Zusammenhänge noch nicht ganz erkennt. Oder sind die anderen nur zu feige, um nachzufragen?

„Emilia, kannst du uns vielleicht noch erklären, wofür jetzt die Niere steht? Ich meine, außer, dass sie das Lebensfeuer gespeichert hat. Da muss es doch noch andere Aufgaben geben, oder?"

„Gut, dass du fragst, Lola. Die Niere ist - gemeinsam mit der Blase - dem Wasser-Element zugeordnet. Sie entfaltet sich in unserem Haupthaar, das zugeordnete Gewebe sind die Knochen und das entsprechende Sinnesorgan sind die Ohren. Ihre Hauptaufgaben sind die Kontrolle über den Wasserhaushalt unseres Körpers und unserer Sexualfunktion. Glänzende, füllige Haare und gesunde Knochen sind also das Ergebnis einer gesunden Niere."

Rasch kritzelt Lola die Informationen auf ihren Notizblock. Sie möchte kein Detail vergessen und für sich am Abend noch einmal alles in ihrem Kopf ordnen.

Emilia schaut mit zusammengekniffenen Augen auf die Uhr. „Wir haben nur noch 10 Minuten bis zur Mittagspause. Schnell. Ich möchte euch zumindest noch den mittleren Dreifacherwärmer fertig erklären. Der Nachmittag fällt schließlich etwas kürzer aus als der Vormittag. Wenn ihr also das falsche esst, dann entsteht..."

Emilia kommt gar nicht dazu auszusprechen, da kommt aus den hinteren Reihen ein recht barscher Einwurf. In lautem Tonfall und mit einem Brummen in der Stimme meint der meint der sonst sehr schnieke Löwe: „Moment! Das ist ja alles schön und gut. Aber du hast uns noch nicht verraten, wie wir es nun schaffen, den Kessel von alleine am Köcheln zu halten. Also, ohne dieses Nieren-Dingsda-Qi-Energie-Feuer-was-auch-immer zu verschwenden."

„Das Nieren-Qi, oder Lebensfeuer.", bemerkt die zerfledderte Eule mit scharfem Blick und murmelt, nur für Lola verständlich, da sie direkt hinter dem Lehrerpult sitzt: „Für dich wäre eher interessant, was die Leber zu tun hat und wie man sie im Zaum halten kann." Lauter, sodass sie auch noch die Teilnehmer in der letzten Reihe verstehen, erklärt sie: „Um den Kessel am Köcheln zu halten und dein Lebensfeuer nicht vorzeitig zu verbrauchen, ist es wichtig, dass du dich an die Grundregeln einer gesunden Ernährung hältst. Es ist zum Beispiel von Vorteil warme Lebensmittel zu sich zu nehmen und kalte Lebensmittel - wie zum Beispiel Rohkost - zu vermeiden. Ist der Kessel aufgrund von zu viel Rohkost abgekühlt, macht sich das zum Beispiel an kalten Händen und Füßen bemerkbar. In deinem Fall,... wie ist dein Name noch gleich?"

„Rufus.", prahlt der Löwe voller Stolz.

„Achja, Rufus. Nunja, Rufus, in deinem Fall brauche ich mir wohl keine Sorgen zu machen, dass du unter kalten Händen und Füßen leidest..."

„Was sollte denn diese Bemerkung heißen? Hm, die Eule ist wirklich seltsam. Aber schlau, das muss man ihr lassen.“, beobachtet Lola den Schlagabtausch.

Und schon werden sie von der Glocke unterbrochen. So schnell kann Lola gar nicht schauen, verlassen ihre Mitschüler den Unterrichtsraum.

SCHULTERZUCKEND PACKT AUCH sie ihre Sachen zusammen und macht sich auf den Weg in die Kantine. Ihr Magen knurrt bereits und sie ist froh, als sie die Speisekarte liest. Pasta, Pizza und, oh, Rohkost. Davon lässt sie wohl besser die Finger.

Lola entscheidet sich für einen üppigen Teller Pasta und langt ordentlich zu. Als Nachspeise gönnt sie sich noch ein Tiramisu. Schließlich hat sie das Frühstück ausfallen lassen und kann einen Zuckerschub gebrauchen, um dem Rest des Unterrichts zu folgen.

Mit ihrem Tablett voller Essen in der Hand sucht sie nach einem freien Platz und wird neben dem Einhorn-Nilpferd und Rufus, dem Löwen, fündig.

Sie unterhalten sich ein bisschen über dies und das, tauschen sich über ihre Eindrücke des bisherigen Tages aus und machen sich den Spaß im Internet nach 'Frau Emilia Klaubnatra' zu suchen.

Die Ergebnisse lassen die drei nicht schlecht staunen. Unzählige Ehrungen und ein Professor-Titel in Traditioneller Chinesischer Medizin. Die Frau dürfte wirklich Ahnung davon haben, was sie erzählt.

Umso neugieriger ist Lola, was Emilia wohl damit gemeint hat, als sie sagte, Rufus hätte bestimmt keine kalten Hände und Füße. Im Moment isst er gerade einen Salat - wenn das keine Rohkost ist...

Pippa, das Nilpferd - sie hat sich in der Zwischenzeit namentlich vorgestellt - isst hingegen eine Riesenpizza und hat, genauso wie Lola, ein Tiramisu als Nachspeise gewählt. Allerdings ist Pippas Portion mindestens doppelt so groß wie die von Lola.

„Ich bin wohl nicht die einzige, die Nachhilfe in gesunder Ernährung braucht", denkt sie noch bei sich als die Glocke wieder zum Unterricht ruft.

Hastig packen die drei ihre Sachen zusammen und begeben sich zurück in den Unterrichtsraum.

GÄHNEND und mit vollem Magen lässt sich Lola auf ihren Stuhl plumpsen. Sie sieht sich im Raum um. Die halbe Klasse wäre eigentlich bereit für ein Mittagsschläfen und nicht für weiteren

Unterricht. Komisch... Pippa, das Nilpferd scheint vollkommen unberührt von dem vielen Essen und sitzt freudestrahlend und fit wie ein Turnschuh an ihrem Platz.

Auch Emilia scheint die Müdigkeit der meisten Teilnehmer zu bemerken, als sie bei der Tür herein kommt. Mit dem typischen Schmunzeln um den Schnabel fragt sie in den Raum: „Hat das Kantinenessen gemundet, meine Damen und Herren?"

Ein Grummeln geht durch den Raum. Nur Pippa antwortet freudig: „Es war sehr lecker, danke der Nachfrage." Sie streichelt wohlig ihren runden Bauch.

„Tz.", kommt es von Rufus. „Und ich bin noch immer hungrig. Ich habe mir nur einen Salat geleistet."

Das Schmunzeln um den Schnabel der Eule wird breiter. „Dann ist es höchste Zeit, dass wir weitermachen. Rufus soll schließlich schnell zu seinem Abendessen kommen, das sicher nicht so klein ausfallen wird. Aber vorher, steht bitte einmal alle auf."

Das Stöhnen, das zu vernehmen ist, lässt Lola darauf schließen, dass sie nicht die einzige ist, die jetzt keine Lust darauf hat, wieder aufzustehen. Am liebsten würde sie jetzt im Bett liegen. Aber gut, es ist nur dieser eine Tag. Das wird sie auch noch schaffen.

„Stellt euch bitte alle aufrecht hin. Die Beine hüftbreit auseinander. Die Füße parallel zueinander. Macht einen gerade Rücken. Achtet besonders in der Hüfte darauf, dass euer Becken ein bisschen nach vorne zeigt und ihr kein Hohlkreuz macht. Geht ganz leicht in die Knie. Ihr könnt euch vergewissern, dass ihr richtig steht, indem ihr leicht mit den Beinen wippt. Lass die Arme und Schultern ganz locker. Wenn ihr das habt, dann nehmt eure Hände auf die Höhe eurer Hüfte und haltet sie so, als würdet ihr einen großen Ball festhalten. Die Handinnenflächen zeigen zu eurem Bauch."

Schweigen. Ganze 15 Sekunden vergehen, in denen Emilia

keine weiteren Anweisungen gibt. „*Was sollen wir denn jetzt tun*“, denkt sich Lola. Weitere 15 Sekunden vergehen. Nichts.

„Emilia?“

„Ja, Lola?“

„Was sollen wir jetzt tun?“

„Nichts. Ihr sollt gar nichts tun.“

Okay… Sie ist eindeutig verrückt. Vielleicht hat sie etwas falsches gegessen? Oder die Federn sind ihr jetzt endgültig durchgebrannt. Wenn Lola in der Mittagspause nicht gemeinsam mit Rufus und Pippa gelesen hätte, welche Koryphäe Emilia in ihrem Fach ist, würde sie jetzt einfach gehen.

Als weitere 2 Minuten verstrichen sind, meldet sich Rufus zu Wort. „Emilia, was soll der Blödsinn? Du lässt uns hier stehen wie belämmerte Äffchen.“

„Wart’s nur ab, Rufus.“ Mehr hatte sie nicht zu erwidern.

Weitere Minuten vergingen.

Nach 5 Minuten wurde es langsam echt anstrengend. Wer hätte gedacht, dass einfach nur zu stehen, so schwer sein könnte? Aufgeben will Lola trotzdem nicht. Auch wenn sich schon die Schweißperlen auf ihrer Stirn sammeln.

Nach weiteren 5 Minuten kommen endlich die erlösenden Worte von Emilia: „So. Schüttelt euch noch kurz aus und dann könnt ihr euch setzen.“

Endlich! Und… Oh… Das ist ja angenehm. Lola kreist ihre Schultern, um genauer nachzuspüren. Aber ja, wirklich, sie fühlt sich wesentlich entspannter. Die Müdigkeit ist auch deutlich besser.

„Normalerweise macht man Qi Gong, die Bewegungslehre aus der Traditionellen Chinesischen Medizin, nicht mit vollem Magen. Aber ich dachte mir, ihr könntet einen kleinen Energieschub und ein bisschen Entspannung ganz gut gebrauchen“, erklärt Emilia ihr merkwürdiges Vorgehen.

„Jetzt aber weiter im Stoff. Wir waren leider nicht ganz fertig mit dem mittleren Erwärmer. Rufus, kannst du uns bitte kurz erklären, wieso du heute nur einen Salat zu Mittag gegessen hast?“

„Was hat das denn mit dem Unterricht hier zu tun? Das ist meine Privatangelegenheit und geht niemanden etwas an.“, erwidert der Löwe wütend.

„Danke! Mehr brauche ich gar nicht zu wissen. Liebe Schüler, an der Reaktion von Rufus habt ihr gerade gesehen, wie eure Leber reagiert, wenn eure Milz die falschen Lebensmittel bekommt. Sie wird unglaublich wütend.“

Lola hält sich die Hand vor den Mund, um nicht allzu offensichtlich zu zeigen, wie sehr sie ihr Lachen zurück halten muss. Sie hat in der Mittagspause Freundschaft mit Rufus geschlossen und möchte ihn nicht beleidigen. Die anderen Teilnehmer sehen das weniger eng und verfallen in schadenfrohes Gelächter. Rufus grummelt in seiner hinteren Reihe irgendetwas unverständliches vor sich hin und fletscht seine Zähne. Sein Blick lässt deutlich erkennen, dass er die Aussage nicht so witzig gefunden hat. Auch wenn er versucht, sich zusammenzureißen.

„Wenn ihr die falschen Lebensmittel zu euch nehmt, dann bildet sich nach und nach Feuchtigkeit in eurem Körper. Lasst mich noch einmal das Beispiel mit der Hausfrau und Mutter bringen. Die Feuchtigkeit könnt ihr euch als Müll vorstellen. Die Hausfrau kommt bei all ihrer Arbeit also nicht mehr dazu, all den Müll, der sich in der Wohnung ansammelt, zu entsorgen. Sie lässt ihn einfach liegen, um sich um die wichtigeren Dinge zu kümmern. Sie ist überfordert und versucht nun, zu retten, was zu retten ist und ihre Kinder zufrieden zu stellen. Eines der Kinder, die Leber, beschwert sich aber ganz arg bei ihr. Es ist richtig wütend und rebelliert gegen ihren Partner, den Magen.

So ist die Mutter gezwungen, wieder zu ihrer Nachbarin, der Niere, zu gehen und sich etwas Energie zu holen. Dieses Dilemma entsteht aber nicht nur, wenn du die falschen Dinge isst, sondern auch, wenn du deine Mahlzeiten nicht genießen kannst. Sobald Stress in dein System kommt, schlägt sich das auf die Leber."

Eilig schreibt Lola alles in ihr Notizbuch. Das ist genau das, was sie braucht. Sie ist immer so müde und fühlt sich energielos. Vielleicht liegt hier der Schlüssel zu ihrem Wohlgefühl. Sie muss unbedingt noch mehr darüber erfahren.

„Emilia, kannst du uns bitte noch mehr über die Leber und ihre Aufgaben erklären?", fragt sie deshalb, enthusiastisch und mittlerweile etwas weniger schüchtern als noch am Anfang des Tages. Sie muss unbedingt alles darüber wissen.

„Aber natürlich, Lola. Die Leber und die Gallenblase gehören dem Holz-Element an. Ihr zugeschriebenes Sinnesorgan sind die Augen. Wenn du kurz- oder weitsichtig bist, könnte das also mit einer Blockade der Leber zusammenhängen. Die Leber entfaltet sich außerdem über die Nägel und kümmert sich um die Geschmeidigkeit unserer Sehnen. Sie arbeitet an unseren Antriebskräften und der Blutspeicherung, weshalb sie auch in engem Zusammenhang mit der Menstruation steht."

„So genau wollten wir das eigentlich gar nicht wissen", ist Rufus Stimme von hinten zu vernehmen.

Lola dreht sich zu ihm um. „Um ehrlich zu sein, schon, Rufus. Ich finde das sehr spannend. Ich weiß schon, die Männer sind hier im Raum deutlich in der Minderheit, aber deshalb ist es trotzdem ein bisschen kindisch so auf das Wort 'Menstruation' zu reagieren, oder?"

„Hm... Okay, du hast ja Recht.", klingt Rufus kleinlautes Brummen zu Lola nach vorne.

Zufrieden nickt sie und dreht sich wieder um. Sie möchte

auf keinen Fall irgendetwas verpassen, das Emilia ihnen zu erzählen hat.

„Da das nun auch geklärt ist..." Emilia verdreht ihre Augen, sofern das bei ihr überhaupt möglich ist. „Kommen wir wieder zurück zu unserem Dreifacherwärmer. Im oberen Dreifacherwärmer wird die Energie, die im mittleren Dreifacherwärmer gewonnen wurde, im ganzen Körper verteilt. In diesem Bereich kannst du auch noch einmal Lebensenergie gewinnen. Zu den 70 Prozent, die wir aus der Nahrung gewinnen können, kommen hier also 30 Prozent dazu. Die bekommen wir, wenn wir richtig atmen. In diesem Bereich sitzt zum Beispiel die Lunge. Bevor Lola wieder fragt: Was die Lunge kann und welche Aufgaben sie hat, haben wir schon besprochen. Atmest du also frische, gesunde Luft ein, kann diese Energie noch zusätzlich als Lebensenergie genutzt werden."

„Aber, fehlt da nicht noch etwas? Du hast das Herz gar nicht erwähnt.", kommt trotzdem ein Einwurf von Lola.

„Ja, das stimmt", seufzt die Eule. „Dazu komme ich jetzt. Im oberen Erwärmer wird nicht nur deine Lebensenergie im Körper verteilt, sie wird auch in Säfte und Blut umgewandelt. Die Blutbildung für die das Herz zuständig ist, passiert also auch in diesem Teil. Und bevor jemand fragt", beeilt sich Emilia zu sagen „Komme ich auch noch zu den Aufgaben des Herzens.", wieder ist ein Seufzen der Eule zu vernehmen.

„Das Herz steht in enger Verbindung mit dem Dünndarm und beide gehören dem Feuer-Element an. Das Herz kann uns manchmal auf der Zunge liegen, was auch gleich das zugehörige Sinnesorgan erklärt. Die äußere Entfaltung des Herzens ist das Gesicht. Ein gesundes Herz erkennt man sehr gut an einer positiven Ausstrahlung und wachen Augen. Es kümmert sich außerdem um unsere Gefäße und ist für die Persönlichkeitsentfaltung zuständig. Hach."

Erleichtert darum, dass nicht wieder ein Einwand kam,

dreht sich die Eule wieder zu ihrer Klasse herum und sieht, oh nein, Lolas Hand in der Höhe.

„Ja, Lola?"

„Du hast gesagt, zum Feuer-Element gehören noch zwei Organe, wenn man sie so nennen will. Kannst du uns darüber mehr erzählen?"

„Natürlich, Lola. Der Dreifacherwärmer, den ich euch gerade vorgestellt habe, gehört auch zum Feuer-Element. Genauso wie der Herz-Kreislauf. Das sind eigentlich keine Organe, aber in der Chinesischen Medizin sind es ganz wichtige Meridiane - also Energieleitbahnen -, die euren Körper mit - ihr könnt es euch sicher denken - Lebensenergie versorgen."

„Hm... Habe ich das richtig verstanden: Wenn ich mich richtig ernähre und frische Luft einatme, dann ist alles gut?"

„Wie schon gesagt, Lola, du kannst deine nachgeburtliche Lebensenergie auffüllen, indem du dich richtig ernährst. Dazu gehört gar nicht so viel. Im Grunde musst du dich nur an die Regeln deiner Mitte halten. Dann hast du schon sehr viel richtig gemacht und, wenn du das einen Monat durchhältst, wirst du bereits Verbesserungen spüren.", erklärt Emilia.

„Vielleicht hast du schon einmal gehört, dass die Chinesen im Kreis kochen und, dass bestimmte Nahrungsmittel in manchen Fällen gut und in anderen schlecht sind. Wenn du tatsächlich krank bist und eine schwere Blockade in deinem Körper hast, dann macht es auch durchaus Sinn, dich von einem chinesischen Arzt beraten zu lassen und dir einen eigenen Ernährungsplan zu holen. Zusätzlich wird er dich wahrscheinlich noch akupunktieren und dir passende Kräuter verschreiben. Bist du aber an sich gesund, dann genügt es, wenn du die Regeln für eine starke Mitte beachtest und alles wird sich wieder normalisieren. Ein zusätzlicher Vorteil der starken Mitte ist auch, dass du deine Intuition stärkst und somit einfach merkst, welche Nahrungsmittel dir gut tun und welche nicht. Da die Ernährung zwar einen Großteil, aber eben nicht die vollen 100 Prozent unserer Lebensenergie ausmachen, ist es auch noch wichtig, den Körper mit frischer Atemenergie zu versorgen. Das passiert am besten, wenn du frische, reine Luft einatmest und gleichzeitig die richtige Bewegung machst, um deine Energieleitbahnen - in der chinesischen Medizin werden sie Meridiane genannt - rein und beweglich zu halten."

„Und was ist die richtige Bewegung? Das, was wir vorhin getan haben? Einfach nur stehen?", fragt Lola verwundert.

„Diese Übung war nur eine von vielen. Im Qi Gong gibt es insgesamt sehr viele Übungen, die du machen kannst, um deine Lebensenergie richtig zu verteilen. Am einfachsten ist aber das 8 Brokate Qi Gong. Es ist auch am weitesten verbreitet. Im 8 Brokate Qi Gong stärkst du dein Yin, dein Yang, dein Qi - also deine Lebensenergie - und alle Elemente, also auch alle Organe deines Körpers. Das Wichtigste darfst du dabei aber nicht vergessen. Die Entspannung. Ihr habt heute gelernt, dass die Leber keinen Stress mag. Deshalb ist auch die Entspannung ein wichtiger Faktor einer gesunden Lebensweise."

„Ich kann also auf meine Ernährung, die richtige Bewegung und die Entspannung achten und dann habe ich alles getan, was nötig ist, um mich wieder pudelwohl zu fühlen?"

„Genau so ist es. Diese 3 Säulen deiner Gesundheit hast du selbst in der Hand. Wenn du dir hier Gutes tust, wirst du dich pudelwohl fühlen."

„Gibt es denn noch weitere Säulen?"

„Nun. Du kannst es so sehen. Diese 3 Säulen sind das Fundament deiner Gesundheit. Wenn das stimmt, dann kannst du darauf aufbauen. Was dann folgt, also darauf gebaut werden kann, sind ganz persönliche und individuelle Bedürfnisse. Ihr könnt euch das so vorstellen: Wenn ihr ein Haus bauen wollt, dann ist es eure allererste Aufgabe, euch um ein stabiles Fundament zu kümmern. Auf diesem Fundament soll später schließlich euer Haus stehen. Und ihr wollt ganz bestimmt nicht, dass es schief ist, oder einsinkt, oder andere schlimme Dinge passieren. Deshalb wird sich jeder Hausbauer zuerst einmal um ein starkes Fundament bemühen. Wie das Haus darauf dann aussieht und aus welchem Material es gebaut ist, bleibt jedem selbst überlassen und hängt vom jeweiligen Geschmack ab."

Das klingt in Lolas Ohren durchaus sinnvoll. Aber so ganz hat sie das mit den individuellen Bedürfnissen noch nicht verstanden.

„Emilia, was könnten denn solche individuellen Bedürfnisse sein?"

„Schau dir zum Beispiel einmal Pippa da hinten an." Alle Köpfe werden plötzlich in die hinterste Reihe gerissen. 17 Augenpaare starren das Nilpferd mit dem Einhorn-Horn am Kopf an.

„Huch, so viel Aufmerksamkeit alleine nur für mich. Wie großartig. Soll ich euch etwas vortanzen?", reagiert Pippa ganz ungeniert.

„Danke, Pippa. Ich möchte den anderen Teilnehmern nur gerne etwas klar machen. Kannst du uns bitte erzählen, was du heute Mittag gegessen hast?"

„Klar. Eine wunderbar schmeckende Riesenpizza und eine üppige Portion Tiramisu." Pippa leckt sich über die Lippen und streicht mit ihren Händen in kreisenden Bewegungen über ihren Bauch. Es hat ihr sichtlich geschmeckt.

„Und wie fühlst du dich jetzt?"

„Toll! Ich könnte Bäume ausreißen. Ich finde es hier so super. Ich fühle mich richtig gut."

„Sehr schön, Pippa, das freut mich! Und wie geht es dir, Lola?"

„Nun,... Ich bin müde. Ich freue mich schon, wenn ich nach Hause komme und mich auf die Couch vor den Fernseher begeben kann."

Die Eule schmunzelt in sich hinein. „Und was hast du heute Mittag gegessen?“

„Pasta und ein kleines Tiramisu. Ich habe viel weniger gegessen als Pippa. Daran kann es also nicht liegen.“

„Nun, liebe Lola. Es kann schon daran liegen. Aber nicht nur daran. Wie du richtig erkannt hast, hat Pippa viel mehr gegessen als du und ihre Wahl fiel auf nichts gesünderes. Aber es gibt einen entscheidenden Unterschied zwischen euch beiden. Schau doch nur einmal in Pippas Augen. Sie strahlen richtig. Pippa ist voller Begeisterung und liebt ganz offensichtlich ihr Leben und alles, was sie tut. Sie interessiert sich nicht nur für diesen Kurs, sie ist mit Leidenschaft dabei. Nicht, weil es ihr schlecht geht, sondern weil sie es einfach spannend findet.“

„Was willst du mir damit sagen? Dass ich mich nicht interessiere? So ist es nicht! Ich möchte unbedingt mehr darüber erfahren!“

„Aber aus den falschen Gründen. Oder, nein. Du bist hier, weil du dich nicht so richtig wohl fühlst. Würdest du dich pudelwohl fühlen, säßest du nicht in meinem Kurs. Du bist nicht mit Leidenschaft dabei. Und, das ist nur eine Mutmaßung, also bitte korrigiere mich, wenn ich falsch liege, du tust bestimmt oft Dinge ohne Begeisterung.“

„Das stimmt. Das war aber nicht immer so.“ Lolas Stimme wird leiser. Ihre Gedanken driften ab. In eine Zeit, die nicht allzu lange zurück liegt. Zu einem Menschen, an den sie nicht mehr denken möchte.

~

„Was ist passiert, Lola?“

„Ich... ich... Er hat mich verlassen. Er ist einfach so gegangen. Nachdem ich alles für ihn getan habe.“ Lola ist den Tränen nahe. Wäre sie jetzt alleine, sie würde dem Drang zu Weinen einfach nachgeben. Aber hier, vor so vielen Augen, da versucht sie zumindest sich zusammen zu nehmen.

Emilias Blick wird sanft. Ein kleines Lächeln umspielt ihren Schnabel. „Da hast du deine Antwort, Lola. Liebeskummer - Kummer aller Art - kann deiner Mitte schaden. Andersherum kann eine schwache Mitte auch dafür verantwortlich sein, dass wir uns den falschen Partner aussuchen. Was wiederum zu Liebeskummer führt. Wenn du dich vorher - als es dir noch gut ging - nicht sonderlich um einen gesunden Lebensstil bemüht hast, dann hat dir der Liebeskummer einfach den Rest gegeben und deshalb fühlst du dich seither schlecht. Davor hast du dein Leben genossen und deshalb war dein Lebensstil soweit egal. Schau dir Pippa an. Sie empfindet so viel Freude im Leben, dass ihre Mitte stark genug ist, um ungesunde Mahlzeiten verkraften zu können."

„Das heißt, wenn ich eine starke Mitte gehabt hätte, wäre ich gar nicht erst an diesen Mann gekommen?"

„Das ist möglich. Vielleicht hat dich aber auch erst die Beziehung so geschwächt, dass es dir heute nicht mehr gut geht."

An diesem Punkt mischt sich Pippa ein. Wild wedelt sie mit ihrem Arm in der Luft, um sich bemerkbar zu machen.

„Ja, Pippa?", fordert Emilia sie auf zu sprechen.

„Heißt das jetzt, wenn ich an den falschen Mann gerate, dass es mir auch schlecht geht?"

„Natürlich nicht. Nicht zwangsläufig. Wenn du dir von ihm aber über einen längeren Zeitraum hinweg deine Lust am Leben nehmen lässt und dich weiterhin so ungesund verhältst, kann das schon möglich sein."

Entsetzt springt Pippa auf. „Und wenn ich mich um einen gesunden Lebensstil bemühe und dann so ein Typ in mein Leben tritt?"

„Nun", beginnt die Eule und das bekannte Schmunzeln liegt

wieder auf ihrem Schnabel. „Dann wird er keine guten Chancen haben und, sollte er versuchen, dich hinunter zu ziehen, wirst du ihm schon sagen, wo der Vogel hängt. Wisst ihr, die Chinesen unterscheiden nicht zwischen Körper und Psyche. Und sowieso hängt alles zusammen. Deine Körperverfassung beeinflusst deine Psyche und deine psychische Verfassung beeinflusst deinen Körper. Bist du körperlich stark, wirst du auch mental stark sein und umgekehrt - zumindest, wenn du es richtig machst."

Beruhigt atmet Pippa durch und setzt sich wieder auf ihren Platz. „Dann ist es ja gut, dass ich hier bin."

„Ganz bestimmt, Pippa." entgegnet Emilia. „Und wenn wir schon bei diesem Thema sind, erkläre ich euch noch kurz diesen Zusammenhang mit der Psyche, oder euren Emotionen und Gefühlen. Durch Blockaden in den fünf Elementen können nämlich durchaus auch psychische Beschwerden wie Burn Out oder Depressionen auftreten. Diese wiederum kann man den einzelnen Elementen zuordnen. Grübelt ihr zum Beispiel viel und denkt viel zu viel nach, dann schwächt das eure Mitte. Seid ihr viel traurig, schwächt das die Lunge. Wut, Groll und Ärger sind die Emotionen der Leber. Aber auch, wenn ihr nur schwer Entscheidungen treffen könnt, kann der Ursprung in einer Blockade des Holz-Elementes liegen. Angst ist die Emotion der Niere und übermäßige Freude schwächt euer Herz. Das aber nur am Rande erwähnt, damit ihr euch ein besseres Bild machen könnt. Um euch das ganz genau erklären zu können, bräuchte es einen weiteren Kurs."

Zaghaft hebt Lola ihre Hand. Ihr liegt noch etwas am Herzen. „Emilia? Kann ich wieder so stark werden, dass ich mich so wohl fühle wie zuvor?"

Lächelnd legt Emilia einen Flügel auf Lolas Schulter. „Nein. Du wirst dich noch viel besser fühlen, weil du um eine Erfahrung reicher bist und es aus eigener Kraft geschafft hast."

Die Eule hat gerade den letzten Satz ausgesprochen, da läutet auch schon die Glocke. Der Kurs ist vorbei.

Obwohl es an der Zeit wäre, die Sachen zu packen und nach Hause zu fahren, bleiben die meisten der Teilnehmer noch sitzen und schauen Emilia mit großen Augen an.

Rufus, der Löwe, ist der erste, der das Wort ergreift. „Emilia. Ich muss schon sagen, das hätte ich mir nicht gedacht, aber ich bin begeistert. Mich hast du auf jeden Fall überzeugt. Und, wenn ich mich hier im Raum so umsehe“, er macht eine ausladende Bewegung mit seinem rechten Arm und deutet auf die Gruppe, die noch nicht gegangen ist. „Dann bin ich wohl nicht der einzige. Du hast uns heute viel beigebracht. Ich glaube, dass ich für alle spreche, wenn ich frage, wo wir denn nun lernen können, wie diese gesunde Lebensweise nach der Traditionellen Chinesischen Medizin funktioniert.“

Emilia versucht, sich ihre Freude nicht ansehen zu lassen. Aber das Strahlen, das plötzlich in ihren Augen liegt, verrät sie. „Nun, lieber Rufus. Ich habe hier ein Buch. Darin ist alles zu finden, was ihr wissen müsst.“

Vorsichtig holt sie einen Stapel Bücher aus ihrer Tasche und legt ihn auf dem Lehrertisch ab.

„Wer eines möchte, kommt einfach kurz zu mir nach vorne und holt sich eines. Dann löse ich auch das Rätsel um mein Dings-da-Diagnose-Instrument auf.“

Begeistert stürmen alle nach vorne zu Emilia. Natürlich will sich jeder sein Exemplar des Buches sichern. Aber auch auf das Dings-da-Diagnose-Instrument sind sie schon gespannt, haben sie es doch den ganzen Tag über aufmerksam verfolgt.

Rufus ist der erste, der sich sein Exemplar abholt.

„Lieber Rufus, mach bitte dein Maul auf und strecke deine

Zunge heraus. Auch, wenn ich mir schon ziemlich sicher bin, was ich bei dir finden werde."

Verwundert und ein bisschen zögerlich öffnet der Löwe sein Maul. Was Emilia sieht, erstaunt sie nicht. „Deine Zungenspitze und deine Zungenränder sind ganz rot. Weißt du, die Spitze deiner Zunge steht für dein Herz. Die Zungenränder in dem Fall für deine Leber. Du hast zu viel Hitze im Körper. Da war der Salat, denn du in der Kantine gegessen hast, schon ganz in Ordnung. Um aber nicht zu viel Kälte in deinen Körper zu leiten, solltest du trotzdem lieber gekochte Mahlzeiten, aber eben mit leicht kühlenden, oder neutralen Lebensmitteln zu dir nehmen. Es ist schon ganz gut, dass du dir das Buch holst. Halte dich einfach daran, was du dort liest, und deine Wutausbrüche werden verschwinden."

Rufus zieht seine linke Augenbraue in die Höhe, sagt aber nichts dagegen. Eigentlich wollte er sich am Abend noch einen saftigen Schweinebraten einverleiben. Vielleicht sollte er das doch besser sein lassen...

Lola ist als nächstes an der Reihe. Nervös spielt sie an ihrem Ringfinger herum. Was die Eule wohl zu ihr zu sagen hat? Zaghaft streckt sie ihr ihre Zunge entgegen.

„Lola, deine Zungenränder sind leicht geschwollen. Man kann deine Zahnabdrücke erkennen. Außerdem ist deine Zunge blass und du hast ein bisschen weißen Belag in der Mitte deiner Zunge. Für dich ist das Buch auf jeden Fall das richtige. Du brauchst mehr Wärme in deinem Körper und der ganze Müll gehört aufgeräumt."

Entsetzt schaut Lola Emilia in die Augen. „Müll? Ich dachte, Müll sei das Schlimmste, das passieren kann! Bin ich krank???"

Emilia schmunzelt. „Nein, Lola. So schlimm ist es nicht. Du hättest nur besser das Tiramisu und die Nudeln heute nicht essen sollen. Lies das Buch, dann weißt du alles, was du brauchst."

„Danke, Emilia! Das war ein toller Kurs."

Lola drückt die alte Eule zum Abschied und macht sich dann, mit dem Buch unterm Arm, auf den Weg nach Hause.

Dort angekommen, macht sie es sich auf ihrer Couch bequem. Anstatt aber den Fernseher einzuschalten, schlägt sie das Buch von der Eule auf und beginnt zu lesen...

KAPITEL 1 - DIE 5 ELEMENTE UND DU

Falls du noch nie etwas mit der Traditionellen Chinesischen Medizin zu tun hattest, ist das für unser Vorhaben, einen neuen, gesunden Lebensstil für dich zu entwickeln, gar kein Problem.

In Wahrheit musst du überhaupt nichts über die Theorie wissen.

Aber manchmal möchte unser Verstand einfach befriedigt werden und wissen, warum er sich auf ein Projekt einlassen soll.

Deshalb erfährst du in diesem Kapitel ein bisschen etwas über die fünf Elemente. Wie sie wirken und wie sie zusammen spielen.

Interessiert dich das überhaupt nicht und du möchtest lieber sofort alles über deinen neuen, gesunden Lebensstil erfahren, ist das überhaupt kein Thema und du kannst dieses Kapitel einfach auslassen.

Wie erwähnt, habe ich es für all jene geschrieben, die ein bisschen Theorie brauchen, um sich mit einer Sache anfreunden zu können, oder sich einfach brennend dafür interessieren.

Trotzdem werde ich dieses Kapitel kurz halten und dir nur

die wichtigsten Informationen geben, damit du dich auskennst und einen Durchblick bekommst.

Wie schon Eingangs erwähnt, ist die Praxis um vieles wichtiger. Und das hier soll kein Buch sein, dass du nach dem Lesen ins Regal stellst, um erst nicht umzusetzen, was du gelesen hast.

YIN UND YANG

Bevor wir auf die fünf Elemente zu sprechen kommen, ist es wichtig, dass du das Prinzip von Yin und Yang verstehst. Keine Sorge, es ist gar nicht so schwer und wir kommen gleich zu den fünf Elementen.

Die Yin und Yang Lehre hat ihren Ursprung etwa 700 Jahre vor Christus.

Die Menschen beobachteten die Natur und stellten so fest, dass sich alle Erscheinungen ständig zwischen zwei zyklischen Polen bewegen. Einer davon entspricht dem Licht, der Sonne, der Helligkeit und der Aktivität. Das ist Yang. Der andere Pol - Yin - entspricht der Dunkelheit, dem Mond, den Schatten und der Ruhe.

Yin und Yang sind also zwei Stadien einer zyklischen Bewegung, wobei eines immer ins andere übergeht. So wie der Tag der Nacht weicht und umgekehrt.

Auch wenn Yin und Yang also Gegensätze sind, sind sie auch voneinander abhängig und das eine kann nicht ohne das andere existieren.

Dass immer ein bisschen Yin im Yang und ein bisschen Yang im Yin vorhanden ist und keines ohne dem anderen existieren kann, sieht man sehr schön am Yin-Yang-Symbol. Es verkörpert diese Lehre sehr gut und stellt sie anschaulich dar.

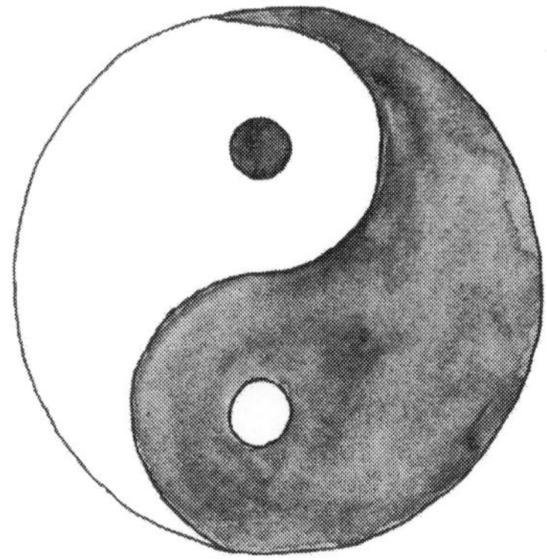

YIN UND YANG IM GLEICHGEWICHT

Yin und Yang stehen in einem dauernden dynamischen Gleichgewicht. Sie passen sich stetig einander an.

Wenn zum Beispiel Yin abnimmt, so passt sich Yang an, damit die beiden Pole immer in Balance zueinander stehen.

Abgesehen vom normalen Gleichgewichtszustand, gibt es vier mögliche Ungleichgewichtszustände: Überwiegen von Yin, Überwiegen von Yang, Schwäche von Yin und Schwäche von Yang.

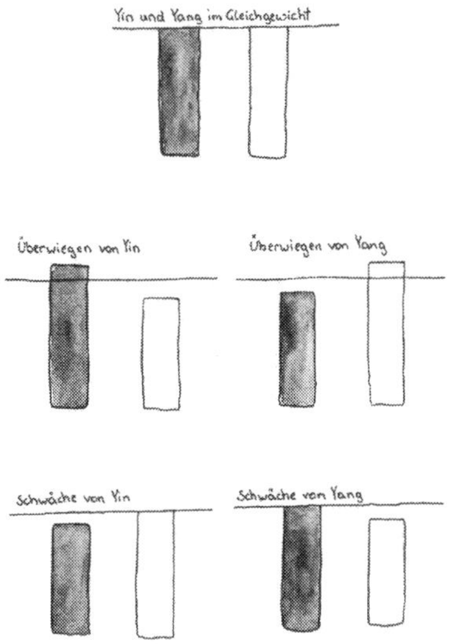

Wenn Yin überwiegt, führt das eine Abnahme des Yang herbei.

Überwiegt das Yang, kommt es zu einer Abnahme des Yin.

Bei einer Yin-Schwäche kommt es zu einer scheinbaren Zunahme von Yang und bei einer Yang-Schwäche zu einer scheinbaren Zunahme von Yin. Diese Zunahme ist aber nur scheinbar, da die Zunahme nur im Verhältnis zur geschwächten Eigenschaft besteht und nicht absolut vorhanden ist.

YIN UND YANG IN DER CHINESISCHEN MEDIZIN

So wie jedes Ding, jede Qualität, jede Zeit und jedes Material Yin und Yang zugeordnet ist, gilt das auch für den menschlichen Körper. Der Rücken zum Beispiel ist Yang zugeschrieben, während die Körpervorderseite Yin entspricht.

Der Kopf ist Yang und der Rumpf ist Yin.

Das Außen - also die Haut und die Muskeln - entsprechen Yang, während das Innen - die Organe - dem Yin zugeschrieben sind.

Jetzt, da du das Prinzip von Yin und Yang verstehst, können wir uns auch schon den fünf Elementen zuwenden.

DIE ENTSTEHUNG DER FÜNF ELEMENTE

Die fünf Elemente entstanden bereits rund 1000 Jahre vor Christus.

Philosophen beschäftigten sich damit, die Natur zu beobachten und und stellten fest, dass die Welt im Wesentlichen aus fünf Hauptelementen besteht.

Diese Elemente sind Phasen im steten Wandel der Zeiten. Sie erzeugen und kontrollieren sich gegenseitig, sodass sie immer ausgewogen vorhanden sind.

Die fünf Elemente sind: Holz, Feuer, Erde, Metall und Wasser

DIE ORGANE DER ELEMENTE

Jedem Element wird ein Organpaar zugeordnet. Eines der beiden Organe entspricht dabei dem Yin und einem dem Yang. Jetzt verstehst du auch, weshalb ich dir vorhin erst einmal die Yin-Yang-Lehre erklärt habe, bevor wir uns den fünf Elementen gewidmet haben. Das Yin-Organ wird immer zuerst genannt, es ist das Hauptorgan.

Dem Element Holz gehören also die Organe Leber und Gallenblase an.

Dem Feuer-Element werden die Organe Herz und Dünndarm zugeschrieben. Wobei das Feuer-Element eine kleine Ausnahme darstellt. Ihm werden nämlich noch zwei Organe zugeschrieben, die für uns jetzt nicht wirklich als Organe gelten. Und zwar sind das der Herz-Kreislauf und der Dreifach-Erwärmer.

Zum Erd-Element gehören die Organe Milz und Magen.

Lunge und Dickdarm sind die Organe des Metall-Elements und dem Wasser werden die Organe Niere und Blase zugeordnet.

DIE ZUORDNUNG DER ELEMENTE

Jedem Element und somit Organpaar werden verschiedene Dinge im Körper und in der Umwelt zugeordnet.

So hat jedes Element ein Sinnesorgan, eine äußere Entfaltung, ein bestimmtes Gewebe, spezielle Funktionen und Gefühle, die ihm zugeordnet sind. Aber auch in der Umwelt spiegeln sich die Elemente in den Jahreszeiten, verschiedenen Umweltfaktoren, in Wachstum und Entwicklung, einer bestimmten Farbe und einem Geschmack wider.

Damit du dir darunter auch etwas vorstellen kannst, möchte ich dir ein Beispiel geben.

Nehmen wir das Holz-Element her. Ihm sind die Organe Leber und Gallenblase zugeordnet. Das entsprechende Sinnesorgan sind die Augen. Seine äußere Entfaltung sind die Nägel und das zugeordnete Gewebe sind die Sehnen. Seine ganz speziellen Funktionen und Aufgaben sind die Antriebskräfte und die Blutspeicherung und das zugeordnete Gefühl ist der Ärger.

In der Umwelt zeigt sich das Holz-Element im Frühling, der

Umweltfaktor ist der Wind. Seine Entwicklung ist das Keimen, die Farbe ist grün und der Geschmack ist sauer.

Hast du jetzt also zum Beispiel Probleme mit deinen Augen, weiße Flecke auf deinen Nägeln, Probleme mit deinen Sehnen und so weiter, dann liegt wahrscheinlich eine Störung im Holz-Element vor.

Das Holz-Element kannst du beeinflussen, indem du dich entsprechend ernährst, dich an den natürlichen Rhythmus hältst - damit ist der Tagesrhythmus und der Rhythmus der Jahreszeiten gemeint - die Farbe des Holz-Elements richtig einsetzt und Bewegungsübungen machst, die eben dieses Element stärken.

Das ganze Wissen der chinesischen Medizin handelt von den Elementen und darum, sie in Einklang zu bringen, um Überschüsse zu reduzieren, oder Schwächen zu füllen.

DIE BEZIEHUNGEN DER FÜNF ELEMENTE

Auf dieser Abbildung siehst du schon sehr schön, in welchem Verhältnis die Elemente untereinander stehen.

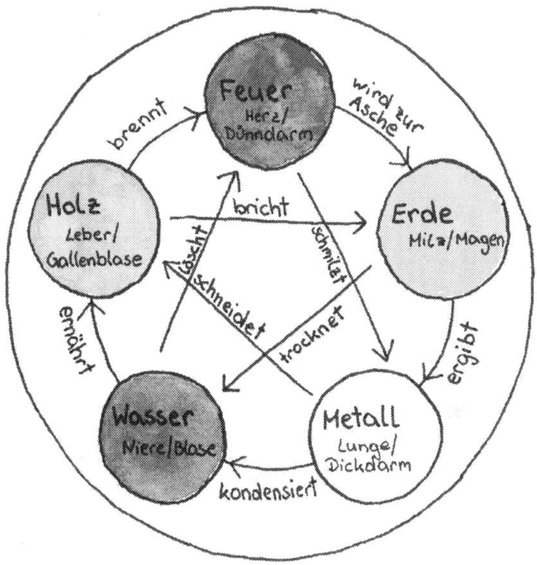

Jedes Element hat eine Mutter und ein Kind. Jede Mutter ist für sein Kind zuständig und muss sich darum kümmern, dass es dem Kind gut geht. Da das Kind aber ständig Substanz von der Mutter konsumiert, wird diese dadurch geschwächt. Denk einfach mal an eine Schwangerschaft und das Stillen. Die Mama gibt ihrem Baby ständig Milch und Zuneigung, ist die ganze Zeit über für ihr Kind da und vergisst dabei ein bisschen auf sich selbst. Sie gibt ihrem Kind alles, was es braucht, wird dadurch aber selbst ein bisschen ausgelaugt.

So verhält es sich auch bei den Elementen.

Holz ist die Mutter von Feuer. Die Leber ist also die Mutter des Herzens. Die Mutter Leber bewahrt das Blut auf und nährt und unterstützt so ihr Kind, das Herz.

So wie jedes Kind eine Mutter hat, hat es aber auch eine Großmutter, von der es kontrolliert wird.

Das Holz ist die Großmutter der Erde. Das heißt, die Leber kontrolliert die Milz. Die Leber kümmert sich also darum, dass die an sich träge Milz ihre Arbeit macht und verhindert so Stagnationen und Stauungen im Körper. Ist jetzt aber zum Beispiel die Emotion der Leber - der Zorn - übermächtig, kann es zu Verdauungsstörungen kommen. In diesem Fall kommt es dazu, dass die Großmutter ihren Zorn an ihrem Enkelkind auslässt. Also attackiert die Leber die Milz.

Du siehst also, dass alles reibungslos funktioniert, wenn alle Elemente ausgeglichen sind. Sie sorgen füreinander und kontrollieren einander. Liegt aber eine Störung in einem Element vor, sind gleichzeitig auch andere Elemente in Mitleidenschaft gezogen.

Das bedeutet aber gleichzeitig auch, dass du indirekt alle Elemente stärkst, wenn du dich um eines besonders kümmerst.

Lass uns noch die obere Grafik vervollständigen.

Wir haben beim Holz angefangen. Das Holz ist die Mutter des Feuers. Das Feuer wiederum ist die Mutter der Erde. Die Erde ist die Mutter des Metalls und das Metall ist die Mutter des Wassers. Das Wasser wiederum ist die Mutter des Holzes und so schließt sich dieser Kreis.

Ist das Holz die Großmutter der Erde und bricht diese, wenn sie überreizt ist, so trocknet die Erde das Wasser. Das Wasser löscht das Feuer und das Feuer schmilzt das Metall. Das Metall wiederum schneidet das Holz.

DIE ELEMENTE UND DIE JAHRESZEITEN

Hier siehst du eine weitere Grafik der fünf Elemente.

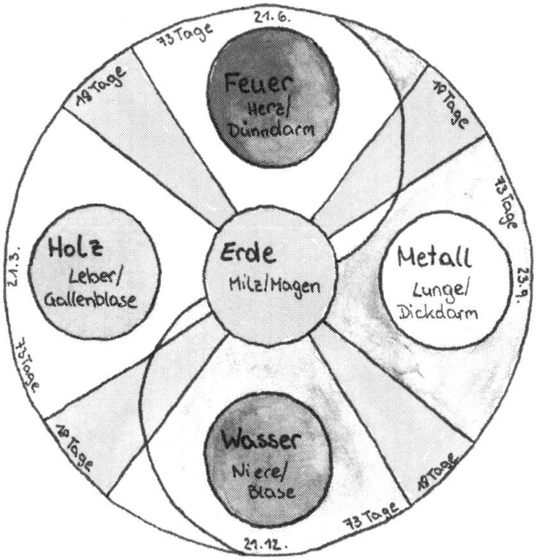

Du erkennst darauf die Zuordnung zu den Jahreszeiten.

Die vier Jahreszeiten sind nach der chinesischen Medizin jeweils 73 Tage lang aktiv. Zwischen den vier Jahreszeiten gibt es die fünfte Jahreszeit. Das ist die der Erde. Diese Jahreszeit wird meist dem Spätsommer zugeordnet, aber in alten Schriften kann man lesen, dass die Erde immer für 18 Tage zwischen den einzelnen Jahreszeiten aktiv ist.

Das Holz ist im Frühling aktiv und hat seinen Höhepunkt am 21.3.

Das Feuer ist im Sommer aktiv und hat seinen Höhepunkt am 21.6.

Das Metall-Element ist im Herbst aktiv. Es hat seinen Höhepunkt am 23.9.

Im Winter schließlich ist das Wasser-Element aktiv und hat seinen Höhepunkt am 21.12.

Du kannst die jeweiligen Organe am besten beeinflussen,

wenn sie gerade aktiv sind. Deshalb eignet sich zum Beispiel eine Entgiftungskur im Frühling ganz besonders.

Du siehst, alles folgt seinem natürlichen Rhythmus. Handels du also wider deiner eigenen Natur, verletzt du diesen Kreislauf.

Es ist gar nicht so schwer, die fünf Elemente in deinem Leben in Einklang zu bringen.

Du kannst dich um deine Emotionen kümmern, dich individuell für dich richtig ernähren, deine Elemente mit Bewegungsübungen in Balance bringen und entsprechend der Jahreszeiten und den Tagesrhythmen leben.

Selbst wenn du nicht alle Punkte in dein Leben integrieren möchtest, so beeinflusst doch der eine das andere und umgekehrt. Wenn du dich um deine Ernährung kümmerst, tust du automatisch etwas für deine Emotionen. Bekommst du deine Emotionen in den Griff, wirst du wahrscheinlich auch zu anderen Nahrungsmitteln greifen.

So wie Yin und Yang ist das ganze Leben ein Wechselspiel. Alles beeinflusst sich gegenseitig.

KAPITEL 2 - EINFÜHRUNG IN EINE GESUNDE ERNÄHRUNG

Da du nun die Zusammenhänge der Elemente untereinander verstehst, können wir uns beruhigt dem nächsten Kapitel zuwenden.

Für den Anfang nehmen wir uns den größten Teil einer gesunden Lebensführung vor: Die Ernährung!

Um es dir so einfach wie möglich zu machen, werden wir uns „nur" mit den Grundregeln – der Stärkung deiner Mitte – beschäftigen.

Aber keine Sorge, diese paar Änderungen deines Essverhaltens werden bereits – im positiven Sinne – gravierende Folgen haben.

Dein Körper wird sich regenerieren. Er wird wieder wissen, was er wann braucht.

Ich erkläre dir auch, weshalb die Stärkung deiner Mitte alleine bereits Auswirkungen auf dein gesamtes (Wohl-)Befinden haben wird.

WAS IST EIGENTLICH DIESE MITTE?

In der chinesischen Medizin meint man mit „der Mitte“ die Einheit von Milz und Magen – das Erd-Element.

Es ist eines der fünf Elemente der chinesischen Medizin. Wobei die chinesische Milz nichts mit unserem Verständnis der Milz als Organ zu tun hat.

Sie steht für den gesamten Verdauungsapparat, wozu in der chinesischen Medizin auch das Gehirn gehört – hier werden schließlich die Gedanken verdaut – und dieser Verdauungsapparat hat einen Körper, die Muskulatur sowie das Fett- und Bindegewebe.

All das macht also die chinesische Milz aus. Geht es der Milz gut, geht es all diesen Bereichen unseren Körpers gut und noch viel mehr.

Da die Milz, unsere Mitte, gleichzeitig alle anderen Organe nährt, stärkt ihre Tonisierung unseren gesamten Organismus.

Die Milz ist die Mutter der Lunge. Wenn es der Milz gut geht, kann sie sich gut um ihr Kind kümmern und somit geht es auch der Lunge gut.

Das Kind der Lunge wiederum ist die Niere. Geht es der Lunge gut, geht es der Niere gut

Die Niere ist die Mutter der Leber. Geht es der Niere gut – du kennst das schon – geht es auch der Leber gut.

Das Herz ist das Kind der Leber und wiederum die Mutter der Milz.

Du siehst also, dass es jedem im Kreislauf gut geht, wenn wir uns ‚nur‘ um unsere Mitte kümmern.

WOFÜR STEHEN DIE ANDEREN ORGANE?

Um dir die vollen Auswirkungen bewusst zu machen, möchte ich dir noch kurz erzählen, wofür die einzelnen Organe noch so stehen. Für welche Bereiche die Milz verantwortlich ist, habe ich dir bereits erklärt.

DIE LUNGE UND DER DICKDARM

Die Lunge steht nicht nur für dieses Organ, sondern für das gesamte „Atemsystem“ bis hin zur Nase.

Sie steht in engem Zusammenhang mit dem Dickdarm, weil sie beide dem Element Metall angehören.

Das Metall-Element entfaltet sich über unsere Körperhaare und das zugeordnete Gewebe ist die Haut.

Geht es unserer Lunge gut, erkennen wir das – unter anderem – an reiner, strahlender Haut.

Die Lunge hat außerdem die spezielle Aufgabe, sich um unsere Abwehrenergie zu kümmern. Eine starke Lunge, steht also auch für ein intaktes Immunsystem.

DIE NIERE UND DIE BLASE

Die Niere ist – gemeinsam mit der Blase – dem Wasser-Element zugeordnet.

Sie entfaltet sich in unserem Haupthaar, das zugeordnete Gewebe sind die Knochen und das entsprechende Sinnesorgan sind die Ohren.

Ihre Hauptaufgaben sind die Kontrolle über den Wasserhaushalt unseres Körpers und unserer Sexualfunktionen.

Glänzende, füllige Haare und gesunde Knochen sind also das Ergebnis einer gesunden Niere.

DIE LEBER UND DIE GALLENBLASE

Die Leber und die Gallenblase gehören dem Holz-Element an.

Ihr zugeschriebenes Sinnesorgan sind die Augen. Wenn du

kurz- oder weitsichtig bist, könnte das also mit einer Blockade der Leber zusammenhängen.

Die Leber entfaltet sich außerdem über die Nägel und kümmert sich um die Geschmeidigkeit unserer Sehnen.

Sie arbeitet an unseren Antriebskräften und der Blutspeicherung, weshalb sie auch in engem Zusammenhang mit der Menstruation steht.

DAS HERZ UND DER DÜNNDARM

Das Herz steht in enger Verbindung mit dem Dünndarm und beide gehören dem Feuer-Element an.

Das Herz kann uns manchmal auf der Zunge liegen, was auch gleich das zugehörige Sinnesorgan erklärt.

Die äußere Entfaltung des Herzens ist das Gesicht. Ein gesundes Herz erkennt man sehr gut an einer positiven Ausstrahlung.

Es kümmert sich außerdem um unsere Gefäße und ist für die Persönlichkeitsentfaltung zuständig.

ES IST WICHTIG, DASS ES ALLEN UNSEREN ORGANEN GUT GEHT

Du siehst, wie wichtig es ist, dass es allen unseren Organen gut geht. Das wollen wir eben dadurch erreichen, indem wir uns um unsere Mitte kümmern.

Denn du weißt ja schon – geht es deiner Mitte gut, geht es allen gut.

Um unsere Mitte kümmern wir uns, indem wir uns gut ernähren, gut atmen, uns bewegen und entspannen.

Aber in diesem Kapitel geht es erst einmal um die gute und richtige Ernährung.

Jetzt will ich dich aber nicht weiter auf die Folter spannen.

KAPITEL 2.1 - DIE GRUNDREGELN EINER GESUNDEN ERNÄHRUNG

Nachfolgend findest du die wichtigsten Regeln einer gesunden Ernährung.
Ich wünsche dir viel Spaß mit dem Pudelwohl-Konzept!

1. NIMM DIR ZEIT FÜR'S ESSEN

Das ist ein sehr wichtiger Punkt deiner neuen, gesunden Lebensweise. Wenn du dir ausreichend Zeit für deine Mahlzeiten nimmst, vermeidest du automatisch Stress während des Essens, und eine entspannte Atmosphäre ist wichtig für deine Mitte.

Außerdem hast du genug Zeit, um ausreichend zu kauen.

Vergiss bitte nicht: Der Verdauungsvorgang beginnt im Mund.

Als Faustregel kannst du dir merken: Alles, was in deinem Magen ankommt, sollte eine körperwarme Suppe sein.

Dadurch erleichterst du deiner Mitte die Arbeit und wenn

sie weniger mit deiner Nahrung beschäftigt ist, kann sie sich um andere wichtige Dinge kümmern.

Zum Beispiel um ihr Kind, die Lunge. Oder darum, Verschleimungen aus unserem Körper zu entfernen.

Selbst wenn du einmal zu ungesunden Mahlzeiten greifen solltest, vergiss diesen Punkt nicht.

Wenn du gut kaust, beginnt auch mit „schlechten" Nahrungsmitteln die Verdauung im Mund und der Magen hat weniger Arbeit damit, dein Essen zu zerkleinern.

Zudem wird der Zucker langsamer in deinen Körper gebracht, wenn du dir Zeit nimmst beim Essen.

Damit bleibt mehr Energie für andere Dinge. Je weniger Zeit du dir für dein Essen nimmst, desto eher sollten deine Mahlzeiten bereits einer Suppe gleichen.

Ausreichend Zeit beim Essen und langsames Essen hindert dich noch dazu daran, dich zu überessen.

Du solltest immer nur so viel essen bis du gut satt, aber nicht voll bist.

Wenn du nach dem Essen müde wirst, weißt du, dass es deiner Mitte nicht gut geht und sie zu viel zum Abarbeiten hat.

Das ist kein Problem, wenn du die Zeit hast, dich hinzulegen und nichts mehr zu tun.

Möchtest du den Rest des Tages aber fit und produktiv sein, solltest du deiner Mitte diese Arbeit ersparen.

- Iss in einer entspannten Atmosphäre!
- Kaue dein Essen ausgiebig bis es eine körperwarme Suppe ist!
- Überiss dich nicht!

2. SORGE FÜR REGELMÄSSIGE ESSENSZEITEN

Dein Körper – und vor allem deine Mitte – wird dir für jede Regelmäßigkeit danken.

Sehr wichtig sind regelmäßige Essenszeiten, da sich dein Körper – insbesondere dein Stoffwechsel – daran gewöhnt.

Zwischen den einzelnen Mahlzeiten sollten in etwa 4 Stunden liegen.

Du hast bestimmt schon bemerkt, dass da nicht viel Platz für Zwischenmahlzeiten bleibt.

Das ist auch gut so. Drei Mahlzeiten am Tag sind optimal, nicht mehr und nicht weniger.

Versuche also bitte wirklich auf jegliches Essen dazwischen zu verzichten.

Dein Körper braucht Zeit, um dein Essen zu verdauen und sollte erst wieder mit Nahrung versorgt werden, wenn der Magen nicht mehr mit der Verarbeitung der vorangegangenen Mahlzeit beschäftigt ist.

Genauso wichtig ist, dass du keine Mahlzeit auslässt.

Dein Körper braucht die Energie, die du ihm mit deiner Nahrung zuführst.

Besonders ein gutes, warmes Frühstück ist ein absolutes Muss!

Sorge für genug Energie, überlaste deine Mitte dabei aber nicht.

Ein warmer Getreidebrei mit Früchten oder Gemüse ist optimal. Wenn du es gerne süß hast, kannst du deinen Haferbrei mit Vanille würzen, oder auch einen Milchreis, zum Beispiel mit Mandel- oder Hafermilch, zubereiten.

Im Winter kannst du Zimt verwenden – das schmeckt gut und wärmt in den kalten Monaten.

Bedenke bitte auch, dass zu langes oder häufiges Fasten deine Mitte schwächt.

Du kannst deinen Körper gerne entgiften. Das ist manchmal sogar sehr sinnvoll, zum Beispiel nach längerem Medikamentenkonsum.

Aber verzichte nicht auf Mahlzeiten, die dir wichtige Energie geben.

Iss auch bitte, wenn du Hunger hast.

Ein zu lange andauerndes Hungergefühl wird dich dazu bringen mehr zu essen als nötig und schwächt außerdem auch noch deine Mitte.

Auch unsere Mitte will irgendwann einmal schlafen gehen.

Deshalb solltest du ihr die letzte Mahlzeit des Tages nicht nach 18 Uhr zumuten.

Ich weiß schon, es ist oft schwer noch vor dieser Zeit zu Abend zu essen. Aber versuche bitte trotzdem, dich daran zu halten.

Wenn es gar nicht geht, dann greife zumindest auf eine Suppe zurück.

Mit einer warmen Suppe hat die Milz nicht viel Arbeit und wir müssen sie so spät nicht mehr lange in Anspruch nehmen und wach halten.

Der Pluspunkt einer Suppe ist außerdem, dass man sie gleich für mehrere Tage vorkochen kann.

Das spart Zeit, schmeckt gut und überlastet deine Mitte nicht allzu sehr.

- Halte dich an regelmäßige Essenszeiten!
- Nimm drei warme Mahlzeiten am Tag zu dir!
- Iss vor 18 Uhr zu Abend – wenn du später isst, dann nur noch eine Suppe!
- Iss, wenn du hungrig bist!

3. HALTE DICH AN EINFACHE, WARME SPEISEN

Einfache Speisen sind Gerichte, die nicht zu viele Zutaten beinhalten.

Das unterstützt die Verdauung und sorgt für ein Gefühl innerer Klarheit.

Du darfst natürlich frische Kräuter und Gewürze verwenden – das ist sogar sehr wichtig für eine ausgeglichene Mahlzeit.

Auch mehrere Gemüsesorten sind erlaubt. Aber übertreibe es nicht und achte auf die Einfachheit deiner Mahlzeiten.

Einfach bedeutet auch, dass deine Lebensmittel so wenig wie möglich verarbeitet worden sind. Wenn du im Supermarkt bist und dir die Inhaltsstoffe deiner Nahrungsmittel durchliest, sollte die Liste so kurz wie möglich sein.

Am kürzesten ist sie natürlich bei Gemüse. In einer Karotte steckt Karotte drin.

Aber auch bei Getreide solltest du darauf achten, dass es so wenig wie möglich verarbeitet wurde. Bei Mehl zum Beispiel wurde das Getreide schon mehr verarbeitet als bei Naturreis.

Das bedeutet aber auch, dass Fertigprodukte nicht gut für dich sind. Ich hoffe aber, dass ich das nicht extra erwähnen muss.

Außerdem sollten alle deine Mahlzeiten gekocht worden sein, auch, wenn du sie anschließend kalt isst.

Rohkost sollte also weitgehend vermieden werden. Das liegt daran, dass sich das Qi, die Energie der Nahrung, erst durch das Kochen entfalten kann.

Gekochte Speisen können viel besser verdaut werden als rohes Obst und Gemüse.

Ich weiß schon, heutzutage ist es modern sich von Rohkost zu ernähren.

Das Hauptargument ist meist, dass die vielen, wertvollen Vitamine beim Kochen verloren gehen.

Das stimmt teilweise natürlich.

Wenn du Gemüse in Wasser kochst, werden Vitamine zum Teil ans Wasser abgegeben und da du dieses Wasser nicht trinken willst – außer, du machst daraus eine Gemüsesuppe -, gehen diese Vitamine verloren.

Aber, und das ist ein sehr großes ‚ABER', wird – wie schon erwähnt – erst durch den Prozess des Kochens Qi, Energie, erzeugt.

Wenn du also Energie aus deiner Nahrung gewinnen möchtest, muss sie vorher gekocht werden.

Hast du Angst, zu wenig Vitamine zu dir zu nehmen, dann iss täglich nach dem Frühstück oder Mittagessen einen Apfel.

„An apple a day keeps the doctor away" und du kannst beruhigt in dem Wissen, dich um deine Vitamine gekümmert zu haben, deine warme Mahlzeit genießen.

Rohkost führt auf Dauer zu Abwehrschwäche, Konzentrationsmangel, Verdauungsproblemen, Niedergeschlagenheit, Depression und sexueller Unlust.

Sie kühlt den Körper aus, weshalb man auch mehr zu kalten Füßen und Händen neigt.

Auch Getreide kann besser verarbeitet werden, wenn es vorher gekocht wurde.

Rohe Flocken, Müsli und Brot führen auf Dauer zu einer Schwächung der Milz und einem Energie-Mangel.

Wir wollen genau das Gegenteil erreichen, nämlich eine glückliche Milz und somit mehr Energie.

Deshalb noch einmal: Koche deine Mahlzeiten bitte.

Übrigens: Weißmehl solltest du bitte meiden, da es eine kühlende Wirkung hat.

Besser sind gute Kohlenhydrate wie zum Beispiel Hafer, Gerste, Hirse, Dinkel, Roggen, Reis und Kartoffeln.

Noch ein Vorteil der gekochten Vollkornprodukte ist, dass sie Schadstoffe aus dem Organismus binden.

Toxische Ablagerungen werden so ausgeschieden.

Du kannst dein Getreide also auch gerne als Detox für den Körper sehen. Das klingt doch toll, oder?

Getreide sollte ca. 80% deiner Nahrung ausmachen.

Das klingt vielleicht viel, ist aber sehr leicht zu erreichen.

Wenn du in der Früh beispielsweise schon eine Getreidemahlzeit zu dir nimmst und mittags als „Beilage“ Reis oder ein anderes Getreide isst, hast du es schon geschafft.

Abends darfst du natürlich auch Getreide zu dir nehmen.

Aber, wie schon erwähnt, sollte das vor 18 Uhr sein. Danach wollen wir unsere Milz lieber entlasten.

- Nimm einfache Gerichte zu dir!
- Koche deine Mahlzeiten und verzichte auf Rohkost!
- Bevorzuge gekochtes Vollkorngetreide!

4. TRINKE AUSREICHEND WARMES WASSER - ABER NICHT ZUM ESSEN

Ausreichend Flüssigkeitsaufnahme ist sehr wichtig. Das weißt du bestimmt schon längst.

Du solltest täglich in etwa 2 Liter Wasser zu dir nehmen.

In den heißen Monaten oder bei sportlicher Betätigung noch mehr.

Vermeide aber übermäßiges Trinken, auch das kann deine Mitte schwächen.

Übrigens: Wenn ich Wasser schreibe, meine ich auch Wasser.

Auf Limonaden oder sonstige zuckerhaltigen Getränke solltest du deiner Gesundheit zu Liebe verzichten.

Das Wasser sollte abgekocht und lauwarm sein, wenn du es trinkst.

Abgekochtes, lauwarmes Wasser löst Schleim – ein weiterer Detox-Effekt! – und gibt Energie.

Außerdem wirkt es neutral, weshalb es eigentlich immer getrunken werden kann, was zum Beispiel bei Tees, die immer eine bestimmte Wirkung haben, nicht der Fall ist.

Tees kannst du nutzen, um dich zum Beispiel im Winter zu wärmen oder im Sommer zu kühlen.

Ein Ingwertee mit einem Schuss Zitrone wärmt dich von innen und du wirst die kalten Monate besser überstehen.

Ein Pfefferminztee hingegen kühlt und ist daher das optimale Sommergetränk.

Bei allen Tees gilt jedoch, dass sie eine Wirkung haben und daher nicht im Übermaß konsumiert werden sollten.

Achtung: Bei Fieber und Halsschmerzen verzichte bitte auf deinen Ingwertee, da er sehr heiß wirkt und in diesem Fall kontraproduktiv wäre.

Auf Mineralwasser solltest du aufgrund der kalten Wirkung besser verzichten.

Wenn das Leitungswasser in deiner Gegend keine gute Qualität hat, kannst du dir mit einem Wasserfilter helfen.

Zum Essen solltest du gar nichts trinken.

Hier gilt die Regel: Du kannst noch bis zu eine halbe Stunde vor dem Essen etwas trinken und dann wieder eine halbe Stunde nach dem Essen.

Wenn du unbedingt während des Essens trinken musst, dann nur lauwarme Getränke.

Kaltes Trinken löscht das Verdauungsfeuer und dass wir unsere Mitte lieber unterstützen wollen, weißt du ja schon.

Zu viel Flüssigkeit zum Essen schwächt außerdem das Milz-Qi und das wollen wir nun wirklich gar nicht.

- Sorge für ausreichend Flüssigkeit!
- Trinke dein Wasser lauwarm!
- Verzichte während dem Essen auf Trinken!

5. KAUFE REGIONAL UND SAISONAL EIN

Da jedes Nahrungsmittel eine bestimmte thermische Wirkung hat, ist es am sinnvollsten sich von denjenigen Obst- und Gemüsesorten zu ernähren, die gerade in deiner Gegend wachsen.

Sie sind an deine Klimazone angepasst und werden meist die Wirkung haben, die dir gut tut.

Ein sehr gutes Beispiel sind hier die beliebten Südfrüchte.

Es macht durchaus Sinn, sie dort zu essen, wo sie naturgemäß wachsen, weil es dort sehr heiß ist und sie kalt wirken.

Bei uns im Westen hat es für gewöhnlich aber nicht die Temperaturen, bei denen so kalt wirkende Lebensmittel benötigt werden.

Bananen, Organen, Kiwis und Co. sollten deshalb eher gemieden werden – vor allem im Winter, wenn wir uns warm halten müssen.

Fruchtsäfte haben übrigens die gleiche kalte Wirkung wie das Obst selbst.

Deshalb gilt als Faustregel: Was gerade in deiner Region wächst, hat die richtige thermische Wirkung für dich.

Wenn du Obst – oder auch Fleisch – kaufst, bevorzuge Bio-Produkte, sie sind gesünder als behandelte Produkte.

Frische Produkte sind wesentlich besser als Fertigprodukte.

Je weniger dein Essen behandelt wurde, umso besser. Junkfood und Fastfood solltest du sowieso meiden – aber ich hoffe, das versteht sich von selbst.

Tiefgekühlte Lebensmittel behalten diese kalte Wirkung,

selbst wenn sie gekocht werden, was ebenfalls nicht förderlich für deinen neuen, gesunden Lebensstil ist.

Vermeide bitte industriell verarbeitete Lebensmittel. Sie verursachen Stress im Körper, der deine Organe belastet.

- Ernähre dich regional und saisonal!
- Bevorzuge Bioprodukte!
- Vermeide industriell verarbeitete Lebensmittel!

6. VERMEIDE ZUCKER UND MILCHPRODUKTE

Dass raffinierter Zucker und ungesunde Kohlenhydrate nicht sonderlich gut für dich sind, wirst du bestimmt schon einmal gehört haben.

Nicht nur erhöhen raffinierter Zucker und Weißmehlprodukte den Insulinspiegel auf ungesunde Weise, sie verschleimen auch.

Zu viele Milchprodukte und Süßigkeiten sind für die Entstehung von Feuchtigkeit verantwortlich.

Deine Mitte wird geschwächt und dein Energiepegel wird immer weiter sinken.

Auch der richtige Energiefluss in deinem Körper wird gestört.

Deshalb solltest du auf alle Milchprodukte - außer Butter - und zuckerhaltige Produkte, auch Süßmittel und Weißmehl, verzichten.

Butter ist übrigens deshalb erlaubt, weil Fette gut für uns sind.

Meide also bitte keine Fette, weil du vielleicht Angst vor einer Gewichtszunahme oder anderem hast.

Unser Körper – vor allem auch unser Gehirn – braucht Fett, um funktionieren zu können.

Außerdem gibt das Fett unserem Essen seinen tollen Geschmack!

Achte beim Kochen aber bitte darauf, welche Fette Hitze vertragen und welche nicht.

Da dieser Punkt vielen sicher besonders schwer fällt, möchte ich noch ein bisschen genauer auf die möglichen Folgen eingehen.

Die Feuchtigkeit, von der die Rede ist, verschleimt deinen Körper.

Es kommt zu „Schlackenbildung", was wiederum zu Wasseransammlungen in Gewebe und Organgen führt.

Das kann sich in chronischem Schnupfen, Erkältungskrankheiten, Bronchitis, Nebenhöhlenerkrankungen und allergischen Reaktionen äußern.

Die Flüssigkeit in den Geweben erzeugt Cellulite, geschwollene Hände und Schwellungen im Gesicht.

In weiterer Folge können Schweregefühle in Armen und Beinen, Niedergeschlagenheit, Konzentrationsschwierigkeiten, Blähungen, Übelkeit und Erschöpfung entstehen.

Bleibt diese Schwäche der Mitte bestehen, greift sie auch auf andere Organe über.

Viele meiner Klientinnen bekamen ihre Verspannungen in den Griff, indem sie einfach ihr geliebtes Joghurt zum Frühstück durch einen Haferbrei ersetzt haben.

Ich hoffe, ich habe dir damit genug Anreiz gegeben, um in Zukunft auf Milchprodukte und Zucker verzichten zu können.

Du musst aber nicht verzweifeln, wenn du im Moment immer wieder unter süßen Gelüsten leidest.

Wenn du deinem Körper das gibst, was er wirklich braucht – du dich also an deinen neuen Ernährungsplan hältst – werden diese Gelüste sowie Heißhungerattacken verschwinden.

- Vermeide Zucker und Milchprodukte!
- Greife lieber zu Vollkornprodukten und meide Weißmehlprodukte!
- Verwende hochwertige Fette beim Kochen!

7. ERNÄHRE DICH AUSGEGLICHEN

Neben der thermischen Wirkungsweise von Nahrungsmitteln gibt es auch noch die 5 Geschmäcker – süß, sauer, bitter, salzig und scharf.

Bevorzugst du eine dieser Geschmacksrichtungen besonders oder meidest eine ganz, ist das ein Zeichen dafür, dass hier eine Problem liegt.

In der Ernährungstherapie bekommst du einen genauen Plan an die Hand, an den du dich halten musst, um ein bestimmtes Problem zu beseitigen.

Da wir uns aber um unsere Mitte kümmern und somit unseren gesamten Organismus stärken wollen, sorgen wir natürlich auch für einen Ausgleich zwischen den Geschmacksrichtungen.

Von nichts zu viel und von nichts zu wenig, damit erreichst du ein harmonisches Ernährungskonzept.

- Beziehe alle fünf Geschmäcker in deine tägliche Ernährung ein!

8. GENIESSE DEIN ESSEN

Als letzter Punkt, aber doch der wichtigste: Genieße dein Essen!

Wenn dir irgendeiner der anderen Punkte zu viel Stress bereitet, dann vergiss ihn einfach wieder!

Ich weiß schon, ich hab dich jetzt ewig lange belehrt und dir erzählt, was gut für dich ist und was du nicht tun sollst und jetzt das.

Was wir aber unter gar keinen Umständen wollen, ist Stress.

Iss lieber einmal etwas Süßes – dann aber bitte zumindest als Nachspeise und bevorzugt Mittags – als dass du dir zu viel Stress machst.

Kauf dir ein Eis und genieße es, bevor du zu großen Stress beim Zurückhalten hast.

Ich bitte dich natürlich, alle Punkte zumindest ein Monat lang zu befolgen.

Die Erfolge, die du damit erzielen wirst, werden dir bestimmt die nötige Motivation geben, um dran zu bleiben.

Aber ich möchte auf keinen Fall, dass du Stress hast.

Deshalb geh es in deinem Tempo an.

Es ist immer noch besser, wenn du dich an eine Regel hältst, als an keine.

Den größten Erfolg wirst du natürlich haben, wenn du dich an alle Regeln hältst.

Aber nur, wenn es dir keinen Stress verursacht.

Dein Essen soll dir auch noch schmecken.

Wenn du dir zu viele Gedanken machst und zu viel Stress hast, dann schmeckt das Essen auch gar nicht mehr so gut und du verlierst die Lust darauf.

Das soll nicht sein.

Essen hat auch mit Genuss zu tun und das soll so bleiben.

Wenn dir die Ernährungsumstellung anfangs schwer fällt und dir irgendetwas vielleicht nicht schmeckt, bleib dran.

Jede Veränderung ist am Anfang schwer.
Probiere aus, experimentiere.
Kochen kann Spaß machen.

- Vermeide Stress, nicht nur, wenn es um deine Ernährung geht!
- Iss mit Genuss!
- Wenn du einmal nicht auf Süßes verzichten kannst, iss es als Nachspeise!

KAPITEL 2.2 - DAS RICHTIGE FRÜHSTÜCK

Wie der Morgen beginnt, so wird der ganze Tag werden

Weil das Frühstück die wichtigste Mahlzeit des Tages ist, möchte ich dir ein bisschen mehr darüber erzählen.

Und ja, dass es die wichtigste Mahlzeit des Tages ist, darüber lässt sich – in Wahrheit – nicht streiten.

Experten haben festgestellt, dass man in der Früh 25 bis 30 Prozent des Tagesenergiebedarfs zu sich nehmen soll.

Das ist ganz einfach erklärt – aus westlicher und chinesischer Sicht.

Wenn du dich abends ins Bett legst und schläfst, arbeitet dein Körper weiter.

Er hält deine Körpertemperatur, wichtige Funktionen wie zum Beispiel Atmen und ein regelmäßiger Herzschlag bleiben weiterhin erhalten.

Diese Arbeit verbraucht Energie und deine Kohlenhydratspeicher sind in der Früh leer.

Kein Wunder also, dass du mit Hunger aufwachst.

Ein gesundes und nahrhaftes Frühstück gibt dir alles, was

du brauchst, um für den Tag und die Aufgaben des Alltags gerüstet zu sein.

Geht es nach der chinesischen Medizin, so hat jedes Organ eine bestimmte Zeit, zu der es am besten funktioniert und seine Aufgaben erfüllen kann.

Deine Verdauungsorgane – also das Organsystem Milz und Magen – sind in der Zeit von 7 Uhr Früh bis 11 Uhr am Vormittag am aktivsten.

Nimmst du in dieser Zeit Nahrung auf, kann diese am besten verwertet und in Energie umgewandelt werden. Sie belastet deinen Körper so gut wie gar nicht und macht auch nicht so schnell dick.

Deshalb sollte das die Zeit sein, in der du am meisten isst.

Es ist aber auch klar, dass du dich gerade zu dieser Zeit am meisten um deine Mitte kümmern solltest.

WENN DAS FRÜHSTÜCK AUSFÄLLT

Wenn du dein Frühstück regelmäßig ausfallen lässt, kann das zu üblen Beschwerden führen.

Natürlich nicht sofort, aber mit der Zeit.

Und, nur um das klar zu stellen, wenn du das Frühstück aus Diät-Gründen ausfällen lässt, solltest du sofort damit aufhören. Das geht nämlich eindeutig nach hinten los.

Wenn du jahrelang das Frühstück ausfallen lässt, führt das irgendwann einmal zu einem verlangsamten Stoffwechsel, was wiederum zu einer Gewichtszunahme führt.

Ohne Frühstück bist du erwiesenermaßen auch unkonzentrierter und machst leichter Fehler.

Chronische Müdigkeit und Heißhunger-Attacken in Form von Süßgelüsten können dich ebenfalls einholen.

Das ist auch irgendwie logisch.

Wenn du in der Früh nichts isst und deine Reserven nicht auffüllst, wird sich dein Körper tagsüber irgendwann melden und Alarm schlagen.

Da du nun rasch etwas Nahrhaftes brauchst, bist du eher dazu geneigt etwas Ungesundes in dich hinein zu schaufeln. Immerhin steigt dein Insulinspiegel damit am schnellsten.

Dass du Vormittags unkonzentriert bist, ist auch kein Wunder.

Deine Mitte steht nämlich für deinen gesamten Verdauungsapparat. Und dazu gehört nach der chinesischen Medizin auch dein Gehirn.

Besonders Schulkinder brauchen ein kräftigendes Frühstück, um sich während des Unterrichts ausreichend konzentrieren zu können.

DAS WARME FRÜHSTÜCK

Stell dir einmal vor, dein Herd würde zu einer bestimmten Zeit des Tages die meiste Wärme hervorbringen können.

Dann willst du ihn doch sicher nicht mit kaltem Wasser zum Abkühlen bringen, oder deine Brühe im Kochtopf verschleimen.

Du willst das beste aus deinem Herd und der darauf stehenden Mahlzeit machen.

Für dein Frühstück bedeutet das, dass es in jedem Fall warm sein sollte.

Das Wort „warm“ bezieht sich dabei aber nicht auf irgendetwas aufgewärmtes. Es meint vielmehr, dass die Zutaten deines Frühstücks gekocht werden sollten.

Erst durch den Kochvorgang wird deine Nahrung optimal

für deinen Körper vorbereitet. Deine Mitte kann nur so die meiste Energie aus deinen Mahlzeiten holen.

Oder noch einfacher gesagt: Beim Kochen wird deiner Nahrung noch zusätzlich Energie zugefügt. Dadurch können sie dir auch noch mehr Energie liefern als rohe Nahrungsmittel das könnten.

Durch den Prozess des Kochens muss dein Körper auch nicht mehr so viel Energie für den Verdauungsvorgang aufwenden.

Du unterstützt also nicht nur deine Verdauungsorgane, wenn du dein Essen kochst, dein Essen wird gleichzeitig auch bekömmlicher.

In vielen Kulturen bekommst du heute noch gekochte Frühstücks-Mahlzeiten wie zum Beispiel Suppen, Reisbrei oder Porridge.

Das heute als gesund geltende kalte Frühstück aus Müsli und Joghurt aus dem Kühlschrank oder Rohkost kann von deinem Körper nicht richtig verwertet werden.

Hast du eine sehr gute Verdauungsenergie, wirst du noch recht gut damit zurecht kommen, ohne sofort Beschwerden zu bemerken.

Da eine schwache Mitte in unserer westlichen Welt aber sehr weit verbreitet ist, ist es sehr wahrscheinlich, dass auch du dich nach einem solchen Frühstück müde, aufgebläht oder energielos fühlst.

Genau diesen Beschwerden kannst du mit einem warmen – also gekochten – Frühstück entgegen wirken.

Ein „warmes“ Frühstück bedeutet übrigens nicht, dass du es auch warm genießen musst.

Es soll einfach nur gekocht worden sein.

Wenn du es erst isst, wenn es bereits abgekühlt ist, macht das gar nichts.

WELCHER FRÜHSTÜCKSTYP BIST DU?

Grundsätzlich gibt es zwei verschiedene Frühstücks-Typen.

Den Kohlenhydrate-Typ und den Eiweiß-Typ.

Wie der Name schon sagt, braucht der eine mehr Kohlenhydrate, um ausreichend satt zu sein, und der andere mehr Eiweiß.

Welcher Typ du bist, kannst du ganz einfach herausfinden.

Wenn du an einem Tag in der Früh Porridge isst und für ungefähr 4 Stunden lang ausreichend satt bleibst, dann bist du höchstwahrscheinlich ein Kohlenhydrate-Typ.

Isst du eine Eiweiß-reiche Mahlzeit, wie zum Beispiel ein Omelette, und bleibst dann für rund 4 Stunden ausreichend satt, ist die Wahrscheinlichkeit groß, dass du ein Eiweiß-Typ bist.

Teste einfach aus und spüre in dich hinein, was das Beste für dich ist.

Wenn sich dein Bauch nach dem Essen angenehm warm anfühlt und du weder Blähungen bekommst noch aufstoßen musst, kannst du davon ausgehen, dass die Zutaten gut für dich waren. Bleibst du auch noch ausreichend lange satt, ohne Gelüste zu bekommen, hast du deinen Typ entdeckt.

ENERGIESPENDER GETREIDE

Getreide ist in der chinesischen Medizin ein sehr wichtiges Nahrungsmittel.

Da es einen süßen Geschmack und ein leicht gelbliches Aussehen hat, verstehst du bestimmt, dass es deiner Mitte – also Milz und Magen – zugeschrieben wird.

Es stärkt also deine Mitte und liefert dir sehr viel Kraft und Lebensenergie.

Außerdem ist in Getreide auch Eiweiß enthalten. Quinoa zum Beispiel ist ein toller Eiweiß-Lieferant. Es geht also auch eiweißreich ohne tierische Produkte, wenn du gerne darauf verzichten möchtest.

Falls du dir Sorgen um deine Figur machst: Brauchst du nicht!

Gesundes Getreide ist immer gut. Egal, ob du abnehmen möchtest, oder gesund zunehmen möchtest.

Da es auch eine große Anzahl an Getreidesorten gibt, steht einer abwechslungsreichen Ernährung nichts mehr im Weg.

Im Gegenteil, ich empfehle dir sogar, zwischen den verschiedenen Getreidesorten zu wechseln, um keine zu einseitige Ernährung zu haben.

Glutenfreie Getreidesorten sind zum Beispiel: Amaranth, Buchweizen, Hirse, Quinoa und Reis.

Gesunde Getreidesorten, die aber Gluten enthalten, sind Dinkel, Gerste, Grünkern, Hafer (gibt es auch glutenfrei) und Roggen.

Die Sache mit dem Weizen

Weizen wird heutzutage nachgesagt, dass er schlecht für unsere Gesundheit sei.

Damit ist allerdings nur der Weizen gemeint, der heutzutage hochgezüchtet wird.

Dieser Weizen wird extra so gezüchtet, dass er besonders viel Gluten enthält. Genau diesen Inhaltsstoff vertragen aber viele Menschen nicht.

Ein weiterer Grund gegen Weizen ist, dass wir uns angewöhnt haben, ihn viel zu häufig zu essen.

In der Früh gibt es ein Semmel (Brötchen), mittags einen

Teller Nudeln aus Weizen und abends eine Pizza oder wieder Gebäck aus Weizenmehl.

Diese Häufigkeit, mit der wir Weizen zu uns nehmen, überfordert unseren Stoffwechsel und führt dann eben zu Unverträglichkeiten.

Ebenfalls zu Weizen zählen Dinkel, Roggen, Gerste, Hafer Einkorn, Kamut etc. Diese „alten" Getreidearten sind nicht derart überzüchtet und werden – obwohl auch sie Gluten enthalten – weitaus besser vertragen.

REZEPTE FÜR DEN KOHLENHYDRATE-TYP

Da du nun weißt, welcher Frühstücks-Typ du bist, bekommst du hier noch ein paar Rezeptideen...

Wenn du der Kohlenhydrate-Typ bist, dann ist zum Beispiel ein warmer Haferbrei (Porridge) perfekt für dich.

Warmer Haferbrei mit Trockenfrüchten und Kakao

Du kannst ihn auch „Porridge" nennen, wenn es dir dann besser schmeckt.

WAS DU BRAUCHST:

- ca. 5 Esslöffel Haferflocken
- einen Schuss Zitrone
- eine Prise Meersalz
- getrocknete Cranberries
- Walnüsse
- Leinsamen

- schwarzen Sesam
- einen Esslöffel Kakao
- Wasser

So wird's gemacht:

Gib einfach alle Zutaten in einen Topf und mische ausreichend Wasser dazu. Drehe den Herd auf kleine Stufe und lasse deinen Haferbrei so lange köcheln bis er die gewünschte Konsistenz erreicht hat.

Ich mag meinen Haferbrei ein bisschen schleimig und nehme ihn vom Herd bevor er zu fest wird.

Im Winter wandle ich meinen Haferbrei manchmal ein bisschen ab. Ich lasse dann den Kakao weg und gebe etwas Vanille hinzu. Wenn der Porridge fertig ist, streue ich noch etwas Zimt unter – das wärmt.

Im Sommer bieten sich statt den Trockenfrüchten auch frische Früchte sehr gut an.

Reis-Congee

Reis-Congee ist ein sehr gesundes Frühstück, da es eine entgiftende Wirkung hat.

Was du brauchst:

- Reis
- Wasser

So wird's gemacht:

Je nachdem, wie viel du machen möchtest, nimmst du Reis und Wasser in dem Verhältnis 1:10. Also 10x so viel Wasser wie Reis.

Dieses Gericht kochst du dir am besten bereits am Abend vor.

Du bringst das Wasser zum Kochen und gibst dann den Reis hinzu. Mit Deckel auf dem Topf kochst du das Ganze auf kleinster Stufe. Passe dabei auf, dass dir der Reis nicht am Boden anbrennt. Da Reis-Congee sehr lange gekocht wird, kann das leicht passieren.

Da du keine Reiskur machst, sondern dir nur ein gesundes Frühstück gönnst, kannst du deine reis mit gedünstetem Obst und Gemüse und Gewürzen nach Belieben aufpeppen.

Quinoa mit Kompott

Eine Abwechslung zum Haferbrei (Porridge)

Was du brauchst:

- Quinoa
- 2 Äpfel
- 1 Zimtstange
- 5 Nelken

So wird's gemacht:

Quinoa wird nach Anleitung auf der Packung gekocht. Für das Kompott schneidest du deine Äpfel in mundgerechte Stücke. Dünste die Apfelstücke in einem Topf mit Wasser, in das du auch die Zimtstange und die Nelken gegeben hast. Wenn die Apfelstücke weich sind, ist dein Kompott fertig.

Du kannst dein Quinoa aber auch mit Trockenfrüchten genießen, die du einfach untermischst.

So viele Möglichkeiten...

Du kannst natürlich sehr gerne selbst kreativ werden. Es gibt endlos viele Möglichkeiten für ein gesundes, nahrhaftes und köstliches Frühstück.

Hast du es zum Beispiel schon einmal einfach mit Reis und gedünstetem Gemüse probiert? Oder mit Polenta und Früchten der Saison?

Grießbrei und Couscous sind ebenfalls noch Möglichkeiten für ein leckeres Frühstück.

BIST DU EHER DER EIWEISS-TYP?

Diese deftigen Gerichte sind unglaublich gut. Mittlerweile liebe ich sie am Morgen...

Chili con Carne

Da ich dieses Gericht gerne für mehrere Tage vorkoche, bekommst du gleich einmal das Rezept für 4 Personen (oder eben 4 Tage Frühstück).

Was du brauchst:

- 500g Kidney-Bohnen
- 1 Zwiebel
- 1 Knoblauchzehe

- 250g Rinderfaschiertes (Hackfleisch)
- 1/2l Rinderbrühe
- 5 Esslöffel Tomatenmark
- 1 getrocknete Chili
- 1/2 EL Mehl (Dinkel oder Roggen)
- 1 Lorbeerblatt
- getrockneter Oregano
- Salz und schwarzer Pfeffer
- Öl

So wird's gemacht:

Erhitze zunächst ein wenig Öl in einem Topf. Achte dabei darauf, dass dein ausgewähltes Öl auch zum Kochen geeignet ist. Schneide die Zwiebel und den Knoblauch klein und dünste das Ganze. Danach gib das Rinderfaschierte in den Topf und brate es an bis es gut gebräunt ist. Gib die Rinderbrühe, das Tomatenmark und das Lorbeerblatt hinzu, rühre alles gut ein und lasse es aufkochen.

Rühre das Chili-Pulver mit dem Mehl in etwas kaltem Wasser an, damit keine Bröckeln entstehen und gib es anschließend in den Topf, um die Masse dicklicher anzukochen.

Würze mit Salz, Pfeffer und Oregano und lasse dein Gericht dann ca. 15 Minuten lange garen.

Abschließend kannst du die Bohnen dazugeben (vorher bitte waschen!) und erhitzen.

Bevor du dein Chili anrichtest, nimm noch das Lorbeerblatt heraus.

Ich genieße mein Chili auch gerne mal mit etwas Reis, nur so als Tipp.

Rührei mit Tomaten und Rucola

Einfach, aber sehr schmackhaft.

WAS DU BRAUCHST:

- Öl
- 1 Fleischtomate
- 1 Handvoll Rucola
- 3 Eier
- Salz und Pfeffer

SO WIRD'S GEMACHT:

Öl in einer Pfanne erhitzen. Die Tomate in Würfel schneiden und in der Pfanne dünsten. Die Eier und den Rucola in die Pfanne geben und so lange braten, bis die gewünschte Konsistenz erreicht ist. Mit Salz und Pfeffer abschmecken, fertig.

Mit Eiern kannst du dich natürlich austoben und sie mit allen möglichen Lebensmitteln kombinieren.

Auch bei den eiweißreichen Rezepten sind den Möglichkeiten also keine Grenzen gesetzt. Hast du es zum Beispiel schon einmal mit einem Bohnen-Ragout oder Linseneintopf probiert? Sehr lecker!

DAS SCHNELLE FRÜHSTÜCK

Eine wirklich tolle Möglichkeit für ein schnelles Frühstück sind Smoothies.

Nein, ich empfehle dir jetzt keine Rohkost!

Wenn du dein Obst und Gemüse aber kurz dünstest, bevor du es in den Mixer wirfst, wird aus deinem kalten Smoothie schnell ein wirklich gesundes Frühstück.

Mein Warmes Smoothie-Hit für den Winter: Der Apfel-Zimt-Smoothie. Du kannst ihn auch noch mit Rosinen verfeinern, sofern sie dir schmecken.

Ein Apfel-Karotten-Smoothie ist im Winter auch sehr gut geeignet.

Apfel-Karotten-Smoothie

Die gesunde Alternative zu grünen Smoothies.

WAS DU BRAUCHST:

- Äpfel (Anzahl je nach Größe)
- Karotten (Anzahl je nach Größe)
- Ingwer

SO WIRD'S GEMACHT:

Die Äpfel und Karotten in Wasser dünsten. Danach in den Mixer geben, etwas frischen Ingwer dazu und fertig.

Im Sommer ist ein köstlicher Beeren-Smoothie mit gedünsteten Beeren besonders köstlich.

Beeren-Crumble

Ein Gedicht, dieses Gericht!

. . .

Was du dafür brauchst:

- ein wenig Mehl
- Beeren der Saison
- Butter

So wird's gemacht:

Wasche die Beeren und gib sie in eine feuerfeste Schale. Heize den Backofen auf ca. 220 Grad vor. Das Mehl mischt du mit der Butter und streust die Mischung über die Beeren. Für ein paar Minuten ab damit in den Ofen. Lass das Ganze ein bisschen abkühlen und schon hast du ein herrliches Frühstück.

KAPITEL 2.3 - ENTGIFTUNG AUF CHINESISCH

Entgiften - Ja, oder nein?

Eines gleich vorneweg: Dein Körper entgiftet sich täglich selbst.

Alles, was nicht gut für uns ist, oder, was in unserem Körper nichts verloren hat, scheiden wir wieder aus.

Das hat die Natur wunderbar eingerichtet.

Für einen gesunden Menschen, ist es deshalb grundsätzlich nicht notwendig zu entgiften.

Sinn macht eine Entgiftung dann, wenn zum Beispiel eine Amalgam-Vergiftung vorliegt, oder über lange Zeit hinweg Medikamente genommen werden mussten, nach einer Chemo-, Strahlen- oder langen Antibiotikatherapie.

In solchen Fällen kann man den Körper dabei unterstützen, diese Giftstoffe schneller auszuscheiden.

In allen anderen Fällen können wir unserem Körper natürlich auch die Arbeit erleichtern – das tun wir ohnehin, wenn wir uns richtig ernähren -, aber eine Entgiftungskur ist nicht notwendig.

Du kannst allerdings – bevor du deine Ernährung umstellst – eine Reis-Congee-Kur machen.

Damit entlastest du deinen Körper und entgiftest ohne deinem Körper Energie zu nehmen.

Dein Geschmackssinn wird nach dieser Kur wieder viel besser funktionieren. Du wirst dein Essen wieder richtig schmecken.

WAS DU VOR DER KUR BEACHTEN MUSST

Die Reiskur ist eine tolle Methode, um den Körper auf sanfte Weise zu entgiften.

Sie wird vor allem zu Frühlings- und Herbstbeginn angewandt.

Meiner Meinung nach ist sie besonders im Frühling sehr

geeignet, weil wir uns hier in der Zeit der Leber

befinden, die – unter anderem – auch für die richtige Entgiftung unseres Körpers verantwortlich ist.

Da macht es Sinn, ihre Arbeit zu unterstützen.

Die Reiskur ist aber nicht für alle gleich gut geeignet.

Deshalb möchte ich dir zuerst die Vorteile und die

Kontraindikationen ans Herz legen.

IST DIE REISKUR FÜR DICH GEEIGNET?

Die Reiskur ist nur nicht angebracht, wenn du deinem Körper einfach einmal etwas richtig Gutes tun möchtest, sie hilft auch, viele Beschwerden zu lindern.

Dazu zählen:

- Rote Hausausschläge (Ekzeme, Neurodermitis, Akne, ...)
- Übergewicht
- Verdauungsprobleme
- Innere Hitze und Hitzewallungen
- Wasseransammlungen (Ödeme)
- Zysten, Myome, Endometriose
- Häufiges Auftreten von Blasenentzündungen und Harnwegsinfektionen
- Kopfschmerzen und Migräne
- Menstruationsbeschwerden
- Verschleimung von Nase und Lunge
- und viele mehr...

So toll die Reiskur auch ist, für manche Menschen ist sie nicht geeignet.

Du gehörst dazu, wenn einer der folgenden Punkte auf dich zutrifft:

- Innere Kälte (Kalte Füße und Hände, häufiges Frieren,...)
- Starke Trockenheit (harter, trockener Stuhl)
- Körperliche Schwäche oder nach einer schweren Krankheit
- Untergewicht
- Während der Schwangerschaft oder Stillzeit
- Während der Menstruation

Grundsätzlich solltest du dich fit und gesund fühlen, um einer Reinigungskur gewachsen zu sein.

Du bekommst während dieser Zeit zwar alles, was dein Körper braucht, aber es ist trotz allem eine Umstellung.

Es kann während der Kur natürlich auch zu einer Gewichtsabnahme kommen – auch, wenn du keinen Hunger leiden sollst.

Bei chronischen Beschwerden kann sich die Reiskur positiv auswirken, aber wie gesagt, bitte beachte die oben genannten Punkten.

Die Verantwortung für dich und deine Gesundheit liegt bei dir. Wende dieses Wissen also verantwortungsbewusst an.

Du sollst dich pudelwohl fühlen!

VORBEREITUNG VOR DER KUR

Wenn du festgestellt hast, dass die Kur für dich geeignet ist, gibt es noch ein paar Punkte, die abgeklärt werden müssen, bevor du beginnst.

Die Kur wird zwischen 7 und 12 Tagen dauern.

Du wirst 2 Vorbereitungs- und 2 Nachbearbeitungstage haben.

Dazwischen findet die eigentliche Kur statt.

Während dieser Zeit solltest du es langsam angehen lassen können.

Am besten wäre, du hättest während dieser Zeit frei.

Zumindest aber solltest du zu viel Belastung – körperlich wie geistig – meiden.

Streng dich nicht zu sehr an und treibe keinen Leistungssport.

Sanfte Bewegungsübungen sind erlaubt und unterstützen den Prozess sogar zusätzlich.

Da es sich um eine Reinigungszeit handelt, kannst du dir auch vornehmen, in anderen Bereichen deines Lebens aufzuräumen.

Du wirst viel Zeit zum Meditieren und Reflektieren haben.

Es ist die perfekte Gelegenheit, um Klarschiff zu machen.

Entrümple deinen Kleiderschrank, deine ganze Wohnung, dein Leben,...

Übe dich im Loslassen.

Wenn nicht jetzt, wann dann?!

SCHRITT 1: DIE VORBEREITUNGSTAGE

Entwöhne deinen Körper

Bevor du mit der eigentlichen Kur beginnst,

durchläufst du zwei Vorbereitungstage.

In dieser Zeit ernährst du dich von Reis, gedünstetem Gemüse und Obst.

Schon jetzt verzichtest du bitte auf Zucker,

tierisches Eiweiß, Weißmehlprodukte, Koffein und Alkohol.

Solltest du Raucher sein, verzichte bitte auch auf Nikotin.

Manche lassen die Vorbereitungstage aus und

beginnen gleich mit der eigentlichen Kur.

Ich halte es aber für sinnvoll, dem Körper eine Übergangszeit

zu gönnen und ihn langsam daran zu gewöhnen.

Deine ersten beiden Tage vor der Kur werden also wie folgt aussehen.

Dinge, die du schon jetzt meiden wirst:

- Zucker
- Tierisches Eiweiß
- Weißmehlprodukte
- Koffein

- Alkohol
- Nikotin

Wovon du dich in diesen beiden Tagen ernähren wirst:

- Reis
- Gedünstetes Gemüse und Obst der Saison

Außerdem solltest du schon jetzt viel trinken. Am besten abgekochtes, lauwarmes Wasser und/oder

Kräutertees, die die entgiftende Wirkung unterstützen (zum Beispiel Brennnesseltee).

Du solltest dich an regelmäßige Essenszeiten halten (Morgens, Mittags und Abends). Hast du aber zwischendurch Hunger, greif' bitte zu Reis.

SCHRITT 2: DIE REIS-CONGEE-KUR

Nach den beiden Vorbereitungstagen beginnt das Herzstück – die eigentliche Reis Congee Kur.

Wie lange du sie machst, bleibt dir überlassen. Sie sollte mindestens 3 und höchstens 8 Tage lange

durchgeführt werden.

Während dieser Zeit ernährst du dich ausschließlich von Reis Congee.

Spätestens jetzt sollte ich dir vielleicht auch erklären, was Reis Congee überhaupt ist.

Ganz einfach: Verkochter Reis, Reissuppe oder Wasserreis genannt.

Zusätzlich trinkst du 2 bis 3 Liter abgekochtes, lauwarmes

Wasser und/oder Tee, um die Entgiftung zusätzlich zu unterstützen.

DAS REZEPT

Für das Reis Congee verwendest du am besten Vollkorn-Reis.

Er wirkt stärker entgiftend als weißer Reis, ist aber schwerer verdaulich.

Bei schlechter Verdauung kannst du auch aber weißen Reis verwenden.

Durch längere Kochzeit wird der Reis noch bekömmlicher.

Der Reis wird mit Wasser in einem Verhältnis von 1:10 gekocht.

Nach kurzem Aufkochen, soll der Reis auf schwacher Flamme nur vor sich hin köcheln, da er sonst leicht anbrennt.

Der Reis wird auf diese Weise 2-4 Stunden lang gekocht.

Je länger er kocht, desto mehr wirkt er stärkend und blutbildend.

Du kannst den Reis mit Gewürzen wie zum Beispiel Kardamom aufpeppen.

Salz ist allerdings während der Kur verboten.

SO SEHEN DEINE KUR-TAGE AUS

Während der Kurtage isst du also ausschließlich Reis Congee.

Du solltest auch hier auf regelmäßige Mahlzeiten (Morgens, Mittags und Abends) achten.

Hast du zwischendurch Hunger, darfst du dir aber auch eine Portion gönnen.

Es ist wichtig, dass du nicht hungerst und so viel isst, dass du gut satt bist.

Zusätzlich achtest du auf ausreichend Flüssigkeit!

2 bis 3 Liter Wasser – am besten abgekocht und lauwarm – sollten es schon sein.

Du kannst aber auch unterstützende Tees trinken. Sehr gut eignet sich Brennnesseltee.

Achte darauf, dass du dich nicht verausgabst. Du kannst Sport machen, aber eher sanften Sport.

Yoga und Qi Gong eignen sich hier besonders gut und können die entgiftende Wirkung noch zusätzlich unterstützen.

Konzentriere dich während dieser Tage auf dich. Meditiere und reflektiere.

Miste aus. Lass los. Auch ein „Entgiften" der Gedanken ist in dieser Zeit ganz gut.

Es können ohnehin viele unbearbeitete Themen hochkommen.

Ignoriere es nicht, sondern nimm dich der Themen an, die gerade bearbeitet werden wollen.

Um die Entgiftung noch weiter zu unterstützen, kannst du auch Leberwickel machen.

Diese helfen der Leber zusätzlich bei der Entgiftung.

Dafür brauchst du einfach nur ein lauwarmes, feuchtes Tuch, das du auf den Bereich deiner Leber legst.

Darüber kommt eine Wärmeflasche.

Du solltest deine Leber so für ca. eine halbe Stunde behandeln.

Sei während der Kur besonders lieb zu dir selbst.

Lass jedes „Ich muss" sein und tue Dinge, die dir Spaß machen und auf die du Lust hast.

Zwinge dich zu nichts.

Gehe die Dinge langsam an und gönne dir auch öfter einmal eine Pause.

SCHRITT 3: DIE NACHBEARBEITUNGSTAGE

Nach der Reis Congee Kur solltest du deinen Körper wieder langsam an feste Nahrung gewöhnen.

Im Grunde isst du jetzt wieder das, was du an den beiden Vorbereitungstagen gegessen hast.

Versuche nach und nach andere Gemüse- und Obstsorten aus.

Es ist eine tolle Gelegenheit, um zu testen, welche Nahrungsmittel du gut verträgst und welche dir nicht so gut tun.

Füge nach und nach andere Lebensmittel hinzu und beobachte deinen Körper.

Du solltest deinem Körper zumindest zwei Tage gönnen, in denen er sich wieder an die feste Nahrung gewöhnen kann.

Du kannst diese Phase des Ausprobierens aber so lange durchführen, wie du möchtest.

Diese Zeit ist besonders spannend, weil deine Geschmacksknospen nun wieder richtig gut funktionieren.

Du wirst dein Essen viel besser schmecken als vor der Kur. Genieße dieses Erlebnis so lange wie möglich.

Spüre in deinem Körper nach, was sich getan hat.

Fühlst du dich reiner und klarer?

Bevor du dich wieder in den Alltag stürzt, genieße dieses Gefühl erst ausgiebig!

Du kannst das Reis-Congee – in dem Fall gerne auch mit Zusätzen deiner Wahl – als Frühstück essen.

Es hilft deinem Körper den Müll besser verarbeiten zu können und los zu werden.

KAPITEL 2.4 - DIE RICHTIGE ZUBEREITUNGSMETHODE

Auch die Zubereitung der Ernährung entscheidet über ihre Bekömmlichkeit

Die diversen Zubereitungsmöglichkeiten von Nahrungsmitteln haben alle auch unterschiedliche thermische Wirkungen.

Deshalb solltest du nicht nur auf die Auswahl der richtigen Lebensmittel sondern auch auf die richtige Zubereitungsmethode achten.

KÜHLENDE METHODEN

Zu den kühlenden Methoden zählen Blanchieren, kurze Kochzeit in wenig Wasser und Kochen mit kühlenden Zutaten.

Das Blanchieren sorgt dafür, dass Obst und Gemüse ihre thermische Wirkung behalten, aber besser verdaulich werden. Der Nachteil ist, dass die Nährstoffe anschließend mit dem Wasser weggeschüttet werden.

Beim kurzen Kochen in Wasser behalten Obst und Gemüse ihre gesunden Eigenschaften.

Wenn du kaltes Obst, wie zum Beispiel Südfrüchte, kochst und mit erhitzenden Gewürzen wie Chili und Curry oder Ingwer kombinierst und das Ergebnis deinem Essen beifügst, erhältst du eine ausgleichende Mahlzeit.

WÄRMENDE ZUBEREITUNGSMETHODEN

Zu den wärmenden Zubereitungsmethoden zählen Grillen, Räuchern, Braten, Backen, langes Kochen in Flüssigkeit, scharfes Anbraten und das Verwenden von wärmenden Gewürzen und Alkohol.

Obwohl sich das Grillen besonders im Sommer großer Beliebtheit erfreut, sollte es gerade in dieser Jahreszeit gemieden werden.

Es erzeugt die größte Hitze, da das Essen direkten Kontakt zur Hitzequelle hat.

Deshalb ist Grillen eine sehr heiße Zubereitungsmethode auf die du am besten das ganze Jahr über verzichten solltest.

Geräucherte Nahrungsmittel haben eine etwas weniger erhitzende Eigenschaft wie gegrillte, sollten aber nur selten im Winter zum Einsatz kommen.

Auch scharf angebratene Mahlzeiten solltest du so selten wie möglich zu dir nehmen, da sie eine ähnlich erhitzende Eigenschaft wie Gegrilltes haben.

Sanftes, langsames Anbraten kannst du dazu verwenden, um die kühlende Wirkung von Lebensmitteln auszugleichen. Verwende dafür hochwertige Öle.

Backen ist, ähnlich wie sanftes Anbraten, eine sehr gute Möglichkeit, um kühlende Nahrungsmittel gut verträglich und ausreichend warm zu machen.

Vor allem im Winter schmeckt ein warmer Apfelkuchen besonders gut und wärmt auch noch.

Langes Kochen ist besonders im Winter ideal, um den Körper zu wärmen und Energie aufzubauen.

Kraftsuppen stellen gerade zur kalten Zeit das optimale Abendessen dar.

Warme Gewürze und das Kochen mit Alkohol empfehlen sich ebenfalls im Winter, um sich schön warm zu halten.

EINE NEUTRALE ZUBEREITUNGSFORM

Eine neutrale Zubereitungsform ist das Dünsten.

Du solltest sie so oft wie möglich verwenden und auf jeden Fall dem scharfen Anbraten vorziehen.

KAPITEL 2.5 - TIERISCHE PRODUKTE: JA ODER NEIN?

Lass Fleisch weg, wenn du dich damit unwohl fühlst. Iss Fleisch, wenn du dich damit wohl fühlst.

Gutes Eiweiß ist vor allem pflanzliches Eiweiß.

Das bedeutet nicht, dass du auf alle tierischen Produkte verzichten musst, aber wir essen in der Regel leider viel zu viel Fleisch, Wurst, Fisch, Eier und Milchprodukte.

Die chinesische Medizin funktioniert nicht ohne Fleisch.

Es gibt Syndrome, die sich nach den Regeln der chinesischen Ernährungslehre nur mit dem Verzehr von Fleisch behandeln lassen.

Es enthält sehr viel Qi, Energie, die man unter bestimmten Umständen braucht.

Auch die bekannte Kraftsuppe wird ohne Hühnerfleisch nicht funktionieren.

Zu viel Fleisch und auch die falsche Zubereitung führen aber zu einer Verschleimung im Körper, die wiederum Krankheiten erzeugt.

In diesem Sinne ist eine vegetarische Ernährungsweise gesünder als eine stark fleischhaltige.

Vegetarier neigen aber zu Qi- und Blut-Mangel, weshalb sie

besonders auf die richtige Zubereitung ihrer Mahlzeiten achten müssen.

Da Fleisch also viel Energie enthält, werde ich dir nicht empfehlen, dich vegetarisch zu ernähren.

Ich werde dir aber auch nicht raten, mit einer vegetarischen Ernährung aufzuhören, sofern du bereits auf Fleisch verzichtest.

DAS WIE IST ENTSCHEIDEND

Wenn du nicht auf tierische Produkte verzichten möchtest, dann versuche sie einzuschränken und nur noch zwei bis drei tierische Mahlzeiten in der Woche zu dir zu nehmen.

Außerdem solltest du auf eine gute Qualität achten.

Das Fleisch, das wir heute in Supermärkten bekommen, hat nicht mehr die Qualität, die es früher einmal hatte.

Ich möchte mich hier nicht zu sehr auslassen, aber Fakt ist, dass die Tiere heute anders gefüttert werden als früher.

Die Nahrung des Tieres hat sehr viel mit der Qualität des Fleisches zu tun.

Deshalb ist es wirklich wichtig, dass du auf eine sehr gute Qualität des Fleisches achtest, das du zu dir nimmst.

Geh am besten zum Biobauern deines Vertrauens.

In Anbetracht dessen, dass der Fleischkonsum ohnehin in Grenzen gehalten werden und als „Luxus“ angesehen werden sollte, kommt dir ein qualitativ hochwertiges Fleisch auch gar nicht mehr so teuer.

Denke doch auch einmal darüber nach, woher der Sonntagsbraten wohl seinen Namen hat.

Bestimmt nicht daher, dass es ihn jeden Tag gab.

Ernährst du dich vegetarisch, achte bitte besonders auf regelmäßige, gekochte Mahlzeiten.

Die meisten Vegetarier und noch viel mehr die Veganer essen viel zu viel Rohkost.

Wie schon gesagt, es spricht nichts gegen eine vegetarische oder vegan Ernährung – wenn man es richtig macht.

Achte besonders darauf, dass du alles bekommst, was du brauchst.

Dabei kann der Einsatz von frischen Kräutern sehr helfen.

Es ist leider auch so, dass manche Menschen das tierische Eiweiß besser aufnehmen können als das pflanzliche. Achte doch einfach einmal darauf.

Höre einfach auf deinen Bauch, auf deine Intuition. Ignoriere die Signale deines Körpers nicht. Er wird dir bestimmt zeigen, was er braucht.

Im Zweifelsfall kannst du auch zum Arzt gehen. Durch eine Blutuntersuchung kann er dir sagen, ob es dir an irgendetwas mangelt, oder du alles richtig machst.

Eiweiß bekommst du jedenfalls tatsächlich genug, auch wenn du dich rein vegan ernähren würdest.

Gutes Eiweiß steckt zum Beispiel in Hülsenfrüchten, Pilzen, Nüssen, und auch in Gemüse und Getreide.

KAPITEL 2.6 - WENN ES EINMAL NICHT SO GUT LÄUFT

Gesunde Ernährung macht Spaß! Stress dich nicht!

Da es ganz besonders wichtig ist, dass du keinen Stress mit deiner Ernährungsumstellung hast, möchte ich dir noch ein paar Tipps geben.

Für den Fall, dass es einmal nicht so gut läuft, du keine Zeit zum Kochen hast, du dir etwas Süßes oder Fastfood gönnen möchtest, oder du vielleicht aus beruflichen Gründen deine regelmäßigen Mahlzeiten nicht immer einhalten kannst.

Eines aber vorne weg: Wenn du es schaffst, dich die meiste Zeit an die Regeln zu halten, ist es gar kein Problem, sie auch einmal zu brechen.

Wenn du dich beispielsweise 5 Tage die Woche an den Plan hältst, kannst du dir am Wochenende auch einmal etwas Süßes gönnen.

Hältst dich die meiste Zeit an die Regeln, kannst du im Urlaub auch mal über die Strenge schlagen.

Wenn deine Mitte stark ist, hat sie genug Energie, um auch einmal „Müll“ zu beseitigen oder Überstunden zu schieben.

Wichtig ist aber, dass du deine Mitte zuerst stärkst, bevor du sie wieder belastest.

Je nachdem wie tiefgreifend die Schwächung deiner Mitte ist, kann es natürlich auch variieren, wie viel Zeit deine Mitte braucht, um stabil und stark genug zu werden.

Aber wichtig ist, dass du beginnst!

Halte dich an so viele Regeln, wie es sich für dich gut anfühlt und es sich in deinen Alltag integrieren lässt.

Du weißt ja, wir wollen auf gar keinen Fall, dass du Stress hast!

Es ist immer noch besser, du veränderst deine Gewohnheiten in kleinen Schritten und hältst dich zunächst vielleicht auch nur an eine der Regeln, als du veränderst gar nichts.

Jetzt aber los mit ein paar kleinen Tipps...

WENN DU KEINE ZEIT FÜR'S ESSEN HAST

Bist du in Eile und plagt dich trotzdem der Hunger, wirst du vielleicht auch einmal unterwegs zu etwas Essbarem greifen.

Dass die Atmosphäre dann nicht ganz so toll ist, ist verständlich.

Du kannst aber zumindest versuchen, dich kurz zu entspannen und deinen Geist frei zu bekommen.

Wichtig ist, dass du keine negativen Gefühle hast während du isst.

Atme einmal tief durch, denke an etwas Schönes und iss erst dann.

Auf Ausgeglichenheit im Alltag komme ich etwas später noch zu sprechen.

Glaube mir, es ist gar nicht so schwer.

Wichtig ist, dass du trotz aller Eile darauf achtest, dein Essen nicht herunter zu schlingen sondern ausreichend zu kauen!

WENN DU DICH NICHT AN REGELMÄSSIGE ESSENSZEITEN HALTEN KANNST

Vielleicht hast du Schichtdienst, oder sonst irgendein Grund ist dafür verantwortlich, dass du deine Essenszeiten nicht immer gleich halten kannst.

Dann vergiss bitte zumindest nicht, dass zwischen den Mahlzeiten zirka vier Stunden liegen sollten.

Auch das frühe Abendessen geht sich oft nicht immer aus.

In diesem Fall wähle einfach eine Suppe.

Das lässt sich auch bei Geschäftsessen im Restaurant umsetzen.

Statt einen Salat oder etwas Deftiges zu bestellen, suche dir eine Suppe aus und deine Mitte wird es dir danken.

Sie hat nicht viel Arbeit und du bekommst zumindest etwas Warmes.

WENN DU EINMAL KEINE ZEIT ZUM KOCHEN HAST

Du musst dich in der Früh um deine Kinder kümmern und auch noch schauen, dass du rechtzeitig in die Arbeit kommst, da geht sich Kochen beim besten Willen nicht mehr aus?

Gar kein Problem!

Du kannst dein Frühstück auch am Abend für den nächsten Tag vorkochen.

Ob du es warm oder kalt genießt, ist nicht so wichtig wie der Punkt, dass es gekocht sein sollte.

Auch dein Mittagessen kannst du vorkochen.

Außerdem gibt es noch den Lieferdienst, oder Restaurants, oder...

Selbst wenn du einmal auf Fastfood zurückgreifst: Kaue dein Essen zumindest ausgiebig.

Auch das ungesündeste Essen wird von deiner Mitte lieber angenommen, wenn es zuvor ordentlich gekaut wurde.

WENN DU NICHT AUSREICHEND TRINKEN KANNST

Wenn du zu dem Typ Mensch gehörst, der einfach nicht daran denkt, genug zu trinken, gibt es ganz einfache Hilfsmittel.

Stelle dir eine große Flasche Wasser an deinen Schreibtisch und gehe erst nach Hause bis du sie ausgetrunken hast.

Wenn du nicht am Schreibtisch arbeitest, kannst du dir die Flasche an einen beliebigen Ort in deiner Nähe stellen und erst zu Bett gehen, wenn du sie geleert hast.

WENN DU NICHT REGIONAL UND SAISONAL EINKAUFEN KANNST

Gib es zu: Der Einkauf an sich ist nicht das Problem!

Wenn dich der Gusto überkommt und du dir einfach etwas Gönnen möchtest, tue es!

Du sollst schließlich keinen Stress haben.

Wenn du beruflich in einem Restaurant essen musst, indem es keine Speisen gibt, die diesem Plan entsprechen, bestelle dir eben einmal etwas anderes.

Wie schon gesagt: Wenn du ungesundes Essen zu dir nimmst, achte noch mehr darauf, es ausreichend zu kauen.

WENN DU ZUCKER UND MILCHPRODUKTE ZU DIR NEHMEN MUSST

Du kannst dir mein verschmitztes Grinsen beim Schreiben dieses Satzes bestimmt vorstellen.

Aber ich verstehe schon, hin und wieder muss es eine Pizza, eine Mehlspeise, ein Eis oder sonst irgendetwas furchtbar ungesundes sein.

Wie schon gesagt, du darfst dir auch einmal etwas gönnen.

Du musst auch nicht auf Parmesan verzichten, wenn du alle paar Zeiten einmal Pasta isst.

Aber: Kauen, kauen, kauen und nicht zur Gewohnheit werden lassen!

Die richtige Mischung macht es aus.

Hältst du dich die meiste Zeit an den Plan, darfst du auch einmal Ausnahmen machen.

Du wirst aber merken, dass dein Appetit auf Süßes und Ungesundes immer weniger wird, wenn du dich richtig ernährst.

Außerdem: Du kannst dir Süßspeisen auch gesund zubereiten. Du brauchst einfach nur andere Zutaten. Darauf kommen wir noch zu sprechen.

WENN DU DICH NICHT AUSGEGLICHEN ERNÄHREN KANNST

Solltest du zum Beispiel an deinem Arbeitsplatz nicht die Wahl haben, welches Essen du zu dir nimmst, dann achte während der restlichen Mahlzeiten des Tages besonders auf ausgewogene Speisen.

Mit einem guten, warmen Frühstück und einem gesunden Abendessen, kannst du ein „schlechtes“ Mittagessen auch wieder ausgleichen.

Dieser Plan soll keine Tortur für dich sein.

Setze die Punkte um, die in deiner Hand liegen und die dir keinen Stress verursachen.

Was du nicht ändern kannst, gleichst du eben durch dein restliches Verhalten wieder aus.

KAPITEL 3 - DIE JAHRESZEITEN

Die Grundregeln der Ernährung hätten wir besprochen.

Hier kommen noch ein paar Tipps, wie du dich den Jahreszeiten entsprechend am besten ernähren solltest.

Das hilft dir, Krankheiten vorzubeugen und für die Tücken der jeweiligen Jahreszeit gewappnet zu sein.

Die Ernährung nach den Jahreszeiten unterstützt die Qi-Bewegungen, also den Lauf der Energie, entsprechend der herrschenden Qualitäten im Körper.

Außerdem erfährst du in diesem Kapitel, welche andere Regeln der gesunden Lebensführung in den jeweiligen Jahreszeiten gelten.

KAPITEL 3.1 - DER FRÜHLING

Der Frühling entspricht in der Chinesischen Medizin dem Holz-Element. Alles kommt wieder in Bewegung. Die Natur wächst, erblüht und gedeiht. Eine enorme Kraft ist spürbar und wir haben den Drang, wieder mehr zu unternehmen, das Haus zu verlassen und in die Natur zu gehen. Frühlingsgefühle machen sich breit. Die Natur – und auch wir – erwachen zu neuem Leben. Der Winterschlaf liegt hinter uns.

Die Zeit des Frühlings ist besonders wichtig für unsere Gesundheit. Eine angemessene Ernährung und ein gesunder Lebensrhythmus sind deshalb gerade in dieser Jahreszeit besonders wichtig.

Da wir uns im Holz-Element befinden, sind die zugeordneten Organe Leber und Gallenblase jetzt aktiv und können gerade zu dieser Zeit gut angesprochen werden. Das heißt, Blockaden in diesem Element – also diesen Organen – lassen sich jetzt leichter lösen als zu den anderen Jahreszeiten.

BESCHWERDEN VON LEBER UND GALLENBLASE

Das Organpaar Leber und Gallenblase ist für unsere Augen zuständig. Wenn du kurz- oder weitsichtig bist, oder andere Augenprobleme hast, kann also eine Blockade in diesem Element die Ursache sein.

Die Leber kümmert sich um die Blutspeicherung, deshalb stehen auch Menstruationsprobleme und das Prämenstruelle Syndrom (PMS) mit diesem Organ in Verbindung.

Die Leber kann oft einmal angespannt sein. Die häufigsten Symptome, die sich dadurch in unserem Körper äußern sind Verspannungen, auch Brustspannen, Spannen im unteren Rippenbogen und Kopfschmerzen.

Blockaden im Holz-Element stehen außerdem deiner persönlichen, geistigen und spirituellen Entwicklung im Weg. Die Leber plant und die Gallenblase trifft Entscheidungen. Wenn du mit einem der beiden Dinge Probleme hast, liegt das ebenfalls an einer Blockade dieses Elements.

Wenn du unter Wutausbrüchen oder Jähzorn leidest, hängt das auch oft mit dem Holz-Element zusammen.

Gründe genug, um dich auf den Frühling vorzubereiten und Leber und Gallenblase etwas Gutes zu tun!

TIPPS FÜR DEN PERFEKTEN START IN DEN FRÜHLING

1. Entgifte deinen Körper

Der Frühling ist die beste Zeit, um den Körper zu entgiften. Versteh mich aber bitte nicht falsch. Unser Körper ist ziemlich klug und unsere Leber leistet ganze Arbeit, wenn es um die tägliche Entgiftung unseres Körpers geht.

Nichtsdestotrotz ist es manchmal sinnvoll, die Leber – und auch die Milz – bei ihrer Arbeit zu unterstützen und ihr zumindest nicht noch mehr „Müll“ aufzuhalsen.

Probier's mal mit einer Reis-Congee-Kur. Hier darfst du so viel essen, wie du willst, bekommst alle Energie, die du brauchst und machst etwas Sinnvolles für deinen Körper. Außerdem wirst du merken, wie sich dein Geschmackssinn verbessert.

2. Nimm die richtigen Nahrungsmittel zu dir

Im Frühling solltest du viele grüne Nahrungsmittel mit pikantem Geschmack zu dir nehmen. Hier sind mehr Rohkost – also Salate und frisches Obst – und Sprossen erlaubt als zu den kalten Jahreszeiten.

Dafür solltest du weniger Fleisch und weniger fettige, sowie energetisch warme Speisen zu dir nehmen. Hühnerfleisch ist jetzt am besten geeignet, da es für das Holz-Element steht, blutbildend wirkt und unsere Leberenergie nährt.

Auf saure Lebensmittel solltest du verzichten. Ausgenommen du leidest an Bluthochdruck oder unter Hautallergien. Dann darfst du saures Obst wie Dörrpflaumen, Äpfel, Trauben oder Orangen zu dir nehmen. Aber: Zitronen sind gut für unsere Leber und leiten Hitze-Symptome aus. Außerdem wirkt ein Glas Wasser mit einem Spritzer Zitrone besonders erfrischend.

Nahrungsmittel, die im Frühling für alle Menschen geeignet sind, sind Klebreis, Schwarzreis, Hirse, Hafer, Datteln, Kürbisse, Karotten, Blumenkohl und Chinakohl.

3. Achte auf den richtigen Schlafrhythmus

Da der Schlaf sehr wichtig ist, ist auch der richtige Schlafrhythmus in der chinesischen Medizin beschrieben.

Im Frühling kannst du etwas später zu Bett gehen als noch im Winter – die Sonne geht schließlich auch später unter – und du solltest früher aufstehen – was wiederum mit dem Aufgehen der Sonne zu tun hat.

Du solltest aber nicht später als 23 Uhr zu Bett gehen und nicht vor 5 Uhr in der Früh aufstehen. Das gilt übrigens zu allen Jahreszeiten.

4. Bewege dich ausreichend

Haben wir im Winter noch der Passivität gefrönt, steht jetzt die richtige Bewegung im Vordergrund. Wir müssen unsere Energie wieder zum Fließen bringen. Das schaffen wir, indem wir unseren Körper bewegen.

Besonders geeignete Aktivitäten sind Spaziergänge im Grünen und Dehnungsübungen, die Sehnen und Muskeln lockern. Das tut der Leber gut und entspannt sie. Diese Formen der Bewegung sind außerdem gut gegen Depressionen, die im Frühjahr häufig auftreten.

Aber übertreibe es nicht. Stress ist nie gut für die Leber – auch nicht beim Sport.

Achte außerdem auf ausreichend Entspannung. Die richtige Mischung von Aktivität und Passivität ist wichtig.

5. Geh in die Natur

Grün ist die Farbe der Leber. Aber auch, weil die Tage wieder wärmer werden, wollen wir an die frische Luft und in die Natur.

Gib diesem Gefühl nach, mache Ausflüge und genieße das Erblühen des Frühlings.

Du kannst natürlich auch deine sportlichen Aktivitäten ins Freie verlegen. Das ist dann doppelt toll.

6. Achte auf die richtige Kleidung

Im Frühling sollten wir alles meiden, was mit Spannung zu tun hat. Dementsprechend ist es auch die Jahreszeit der luftigen Kleidung.

Lass' einengende Klamotten im Kleiderschrank und greif lieber zu frühlingshaft, flatternden, leichten Materialien und Stoffen.

Mal ehrlich, von der Winterkleidung haben wir jetzt ohnehin genug. Zeit, um etwas Leichtigkeit ins Leben und in die Kleiderwahl zu bringen.

7. Wähle eine lockere Frisur

Ja, richtig gelesen. Ich schicke dich zwar nicht zum Friseur, aber zumindest dem engen Pferdeschwanz sollten Frauen jetzt Lebewohl sagen. Die Kopfhaut sollte locker sein, um das Qi, die Lebensenergie, im Körper in Schwung zu bringen. Deshalb sollten die Haare lieber offen getragen werden. Wer gar nicht auf Haarzöpfe verzichten möchte, sollte sie wenigstens locker binden.

~

Jetzt kann der Frühling kommen – mit allem, was dazu gehört! Du bist bestens dafür gerüstet, ihn optimal genießen zu können.

Übrigens: Sollten deine Lebensumstände dich gerade

einengen, wäre jetzt die richtige Zeit, um daran etwas zu ändern. Lass' dich nicht einschränken. Weder geistig noch körperlich.

KAPITEL 3.2 - DER SOMMER

Der Sommer entspricht in der Chinesischen Medizin dem Feuer-Element. Im Sommer sind wir am aktivsten, wir wollen unsere Zeit in guter Gesellschaft im Freien verbringen.

Die Natur ist auf ihrem Höhepunkt und wir sollten es ihr gleich tun und in dieser Jahreszeit ausgelassener sein.

Da wir uns im Feuer-Element befinden, sind die zugeordneten Organe Herz und Dünndarm jetzt aktiv und können gerade zu dieser Zeit gut angesprochen werden. Das heißt, Blockaden in diesem Element – also diesen Organen – lassen sich jetzt leichter lösen als zu anderen Jahreszeiten.

Außerdem können wir uns im Sommer bereits darauf vorbereiten, im Herbst gesund zu bleiben und keine Erkältungen zu bekommen.

BESCHWERDEN VON HERZ UND DÜNNDARM

Wenn dein Herz schwach ist, kann es zu einem schwachen oder unregelmäßigem Puls kommen.

Da dein Herz Shen, also deinen Geist, beherbergt, werden Merk- und Konzentrationsschwierigkeiten diesem Organ zugeschrieben.

Es kann zu Unruhe, Schlaflosigkeit, aber auch übermäßigem Träumen kommen. Auch Verwirrung und Bewusstseinsverlust stehen mit dem Herzen in Zusammenhang.

Mögliche Beschwerden dieses Elements sind unter anderem Stottern, Schwindel, Schmerzen im Brustbereich, Kniebeschwerden, Nackenschmerzen, Verdauungsbeschwerden, Mundschleimhaut-Entzündungen, Rückgrat-Probleme im Halsbereich, Verlust der Libido, Mund-, Nase- und Augenentzündungen, Erkältungen, Spannungsgefühl in den Zähnen, trockener Mund, Lendenwirbel-Probleme, Infektionen der Blutwege und Prostata-Probleme.

Gründe genug, um dich auf den Sommer vorzubereiten und Herz und Dünndarm etwas Gutes zu tun!

TIPPS FÜR DEN PERFEKTEN START IN DEN SOMMER

1. Nimm dir richtigen Nahrungsmittel zu dir

Da der Sommer die heißeste Jahreszeit ist, sind hier vermehrt kühlende Nahrungsmittel erlaubt.

Frisches Obst und Salate kühlen unseren Körper und bewahren uns vor zu viel Hitze.

Bedenke aber bitte auch jetzt: Rohkost nur in Maßen!

Nimm bitte Abstand davon, der Hitze mit dem Genuss von eisgekühlten Getränken und Speiseeis zu begegnen.

Auch wenn es draußen heiß ist, gilt noch immer, dass wir unsere Mitte schützen, den Verdauungsvorgang nicht abkühlen und unseren Körper nicht verschleimen wollen.

Zu dieser Jahreszeit ist es wichtiger denn je, darauf zu achten, dass wir uns nicht zu sehr abkühlen.

Gerade jetzt neigen wir dazu, zu viele kalte Nahrungsmittel zu uns zu nehmen.

Das schadet aber nach wie vor unserer Mitte.

Bevorzuge stattdessen thermisch erfrischend wirkende Nahrungsmittel wie Sprossen, Radieschen, Tomaten, Spargel, Zucchini, Topinambur, Chicorée und so weiter.

Auch Champignons haben eine kühlende Wirkung. Besonders empfehlenswert sind sie zu Fleisch- und Eierspeisen, da sie diese Mahlzeiten besser verdaulich machen und somit toxischen Ablagerungen entgegen wirken.

Dein Wasser kannst du in dieser Zeit mit Pfefferminze aufpeppen, da sie ebenfalls kühlend wirkt.

Meiden solltest du dementsprechend Nahrung mit erhitzenden oder fettigen Eigenschaften.

Kompotte sind auch eine gute Ergänzung zu deinen Mahlzeiten, weil sie den Körper befeuchten, ohne ihn zu verschleimen.

2. Achte auf den richtigen Schlafrhythmus

Da der Schlaf sehr wichtig ist, ist auch der richtige Schlafrhythmus in der chinesischen Medizin beschrieben.

Im Sommer solltest du später zu Bett gehen als sonst – immerhin geht auch die Sonne später unter.

Gleichzeitig ist ein Aufstehen mit dem Sonnenaufgang am besten.

Das bedeutet für dich: Im Sommer früh aufstehen und spät schlafen gehen.

3. Bewege dich ausreichend

Wie schon im Frühling, solltest du dich auch im Sommer ausreichend bewegen.

Deine Leistungsfähigkeit ist jetzt auf ihrem Höhepunkt und bevor es wieder in den „Winterschlaf" geht, darfst du deinem Körper noch ein bisschen mehr Sport zumuten.

4. Freu dich

Freude und Ausgelassenheit stärken dein Herz, wenn du es nicht gar zu arg übertreibst.

Im Sommer darf also ruhig das gute Urlaubsfeeling auf dich überschlagen und dich gut gelaunt durch jeden Tag begleiten.

Auch Aktivitäten in guter Gesellschaft sind jetzt gut für dich und dein Herz. Nicht umsonst bringen wir das Herz mit Liebe in Zusammenhang.

Umgib dich mit Freunden und Menschen, die du gerne hast und lass dein Herz strahlen.

5. Nicht zu viel Hitze, bitte

Im Sommer kann es ganz schön heiß werden. Und viele lieben es, sich in der Sonne zu baden.

Ein zu Viel ist aber auch hier eher kontraproduktiv.

Die direkte Sonne solltest du besser meiden und deshalb auch um die Mittagszeit, wenn die Temperaturen ihren Höhepunkt erreicht haben, eine kleine Sonnenpause einlegen.

6. Wähle die richtige Farbe deiner Kleidung

Die Farbe des Feuer-Elements ist rot.

Du kannst dein Herz also mit dieser Farbe stärken.

Allerdings solltest du darauf achten, es nicht zu übertreiben. Rot wirkt nämlich auch wärmend.

Wenn dir ohnehin schon sehr warm ist, solltest du die Hitze lieber mit ein bisschen blau abschwächen.

7. Genieße den Sex

Ja, richtig gelesen. Im Sommer „darfst" du auch sexuell am aktivsten sein.

Du weißt schon, das Herz steht für Liebe und so weiter...

KAPITEL 3.3 - DER HERBST

Der Herbst entspricht in der Chinesischen Medizin dem Metall-Element. Im Herbst gehen wir von der aktiven Phase in die passive Phase über.

In der Natur können wir erleben, wie die Blätter sich verfärben und schließlich von den Bäumen abfallen. Alles zieht sich zurück.

Diesem Beispiel sollten wir im Herbst folgen und uns auf das Wesentliche konzentrieren. Zum Beispiel die Speicherung, um anschließend gut durch den Winter zu kommen.

BESCHWERDEN VON LUNGE UND DICKDARM

Da das Metall-Element sich auch um unsere Haut kümmert, hängen Beschwerden wie Ausschläge, Allergien, Pickel, Akne, Ekzeme usw. mit diesem Organpaar zusammen.

Die Lunge steht außerdem für den oberen Brustbereich und der Dickdarm für den unteren Rückenbereich. Hast du Beschwerden in diesen Zonen, wird dir diese Übung ebenfalls gut tun.

Mögliche Beschwerden dieses Elements sind außerdem

unter anderem Bronchitis, Husten, Zahnfleischbluten, Depression, Melancholie, Mundgeruch, Verstopfung, Blähungen und ein schwaches Gedächtnis.

Gründe genug, um dich auf den Herbst vorzubereiten und Lunge und Dickdarm etwas Gutes zu tun!

TIPPS FÜR DEN PERFEKTEN START IN DEN HERBST

1. Nimm die richtigen Nahrungsmittel zu dir

Was die Ernährung betrifft, solltest du jetzt wieder mehr erwärmende Speisen zu dir nehmen.

Der Rohkostanteil sollte sich reduzieren und die Zubereitung deiner Mahlzeiten solltest du dem kälter werdenden Wetter anpassen.

Backen ist jetzt zum Beispiel sehr gut, um Wärme in den Körper zu bringen.

2. Achte auf den richtigen Schlafrhythmus

Da der Schlaf sehr wichtig ist, ist auch der richtige Schlafrhythmus in der chinesischen Medizin beschrieben.

Du solltest wieder etwas zur Ruhe kommen, dich abends mit dem Sonnenuntergang zurückziehen, aber trotzdem noch mit dem Morgengrauen aufstehen.

3. Sammle deine Kräfte

In dieser Zeit ist es wichtig, Kräfte für den Winter zu sammeln.

Das heißt, du solltest Ruhe und Frieden bewahren und dich nur auf weniges konzentrieren.

4. Mach Atemübungen

Besonders jetzt sind Atemübungen wichtig, um die Lunge während der kalten Jahreszeit zu schützen.

Du stärkst mit den Übungen deine Lunge, nimmst frische Energie in dich auf und hast dadurch mehr Lebensenergie zur Verfügung.

5. Rauche nicht

Auch wenn ich dafür bin, dass du sofort mit dem Rauchen aufhörst, sofern du überhaupt Raucher bist, solltest du diese Genüsse jetzt zumindest reduzieren.

Rauchen trocknet aus. Da die Lunge auf Trockenheit besonders anfällig ist, solltest du es gerade in dieser Jahreszeit wirklich vermeiden.

6. Zieh dich warm an

Die Kleidung sollte dem Wetter entsprechend gewählt werden.

In einem schönen Herbst neigt man leider dazu, sich gar zu luftig zu kleiden, wodurch Erkältungskrankheiten entstehen.

7. Die richtige Farbe für den Herbst

Dem Metall-Element wird die Farbe weiß zugeschrieben.

Du kannst deine Lunge also auch unterstützen, indem du weiße Kleidungsstücke trägst und dich mit weißer Farbe umgibst.

Aber vorsichtig: Ein Zuviel ist auch hier nicht angebracht.

Experimentiere einfach ein bisschen herum und achte darauf, wie du dich mit welcher Farbe fühlst.

KAPITEL 3.4 - DER WINTER

Der Winter entspricht in der Chinesischen Medizin dem Wasser-Element. Im Winter darf der Passivität geföhnt werden.

Die Natur erscheint nicht mehr in ihren prächtigen Farben, sondern zeigt sich hauptsächlich in schwarz und weiß. Sie zieht sich in ihren Winterschlaf zurück und greift nun auf den Speicher zurück, den sie sich in den Jahreszeiten davor angelegt hat.

Auch hier tust du gut daran, der Natur zu folgen.

Schau darauf, dass du deinen Speicher nicht zu schnell leerst und gönne dir die Ruhe, die du in dieser Jahreszeit besonders brauchst.

BESCHWERDEN VON NIERE UND BLASE

Beschwerden mit dem Wasserhaushalt oder den Sexualfunktionen hängen mit diesem Element zusammen.

Ängste und Panikattacken sind Beschwerden werden ebenfalls dem Metall zugeschrieben.

Die Niere ist für unsere Fortpflanzung verantwortlich. Wenn

du nicht schwanger werden kannst, gehört auf jeden Fall die Niere gestärkt.

Die Blase ist wichtig für deine aufrechte Haltung. Da sich dieser Meridian über den gesamten Rücken zieht, ist er auch oft verantwortlich für Rückenschmerzen.

Mögliche Beschwerden dieses Elements sind unter anderem auch Stress, Hormonstörungen, Menstruationsstörungen, Herzschwäche, plötzliche Schweißausbrüche, nachts auf die Toilette müssen, Lebensangst, Rast- und Ruhelosigkeit, Nicht-weinen-können, schwache Knöchel, Rückenschmerzen, Konzentrationsschwäche, Wadenkrämpfe, Kälteempfindlichkeit, Ischias-Probleme, tränende Augen und eine laufende Nase.

Gründe genug, um dich auf den Winter vorzubereiten und Niere und Blase etwas Gutes zu tun!

TIPPS FÜR DEN PERFEKTEN START IN DEN WINTER

1. Nimm die richtigen Nahrungsmittel zu dir

Mehr Fleisch, Nüsse, Hülsenfrüchte und Trockenobst sind im Winter genau die richtige Wahl, weil sie uns von innen her wärmen.

Immer noch ist Backen eine gute Methode, um auch kühlend-wirkende Nahrungsmittel zu erwärmen und für den Winter geeignet zu machen.

Besonders wärmend wirkt zum Beispiel Rindfleisch, das in Alkohol zubereitet wird.

2. Achte auf den richtigen Schlafrhythmus

Da der Schlaf sehr wichtig ist, ist auch der richtige Schlafrhythmus in der chinesischen Medizin beschrieben.

Du solltest früher schlafen gehen und etwas später als zu den anderen Jahreszeiten aufstehen.

3. Vermeide Schwitzen

Die Poren sollten geschlossen bleiben, weshalb zum Beispiel Saunabesuche im Winter nicht sehr ratsam sind.

Schwitzen sollte besser vermieden werden.

4. Überanstrenge dich nicht

Besonders im Winter solltest du Stress aus dem Weg gehen und dich nicht überanstrengen.

Denk daran, du willst deinen Speicher nicht allzu schnell leeren.

Gib dir und deinem Körper also die Ruhe, die ihr jetzt braucht.

Im Frühling kannst du dann dafür umso frischer durchstarten.

5. Zieh dich warm an

Jetzt solltest du besonders auf warme Kleidung achten, dich dick einpacken und die Kälte meiden.

KAPITEL 4 - DIE EMOTIONEN

So wie jede Jahreszeit einem Element zugeordnet ist, hat auch jedes Element eine entsprechende Emotion.

Ich habe dir bereits erklärt, dass wir auf ein Gleichgewicht im Körper aus sind.

Das gilt natürlich auch hier. Jede der Emotionen sollte vorhanden sein, aber keine im Übermaß.

Die Emotionen haben nicht nur Auswirkungen darauf, wie du dich aufgrund deiner Gedanken fühlst, sondern sie beeinflussen auch deine Organe und somit dein Körpergefühl.

Wir wollen also auch hier ein Gleichgewicht erreichen. Du sollst dich schließlich rundum ausgeglichen fühlen.

Du wirst bemerken, dass sich mit deiner neuen, gesunden Lebensführung auch deine Emotionen verändern und ausgleichen.

Das liegt daran, dass die Emotionen eng mit den Organen verbunden sind.

Der Zustand eines Organs beeinflusst die dazugehörige Emotion und andersrum – es besteht eine wechselseitige Beziehung zwischen Organ und Emotion.

Deshalb wollen wir uns, um einen schnellen Erfolg zu haben, auch um die Emotionen an sich kümmern.

Jede Emotion schädigt, im Übermaß, das zugeordnete Organ und das Herz.

> „Die sieben Emotionen verletzen wahlweise die fünf Yin-Organe, aber sie alle schädigen das Herz. Zorn verletzt die Leber, aber nicht die Leber, sondern nur das Herz kann den Zorn erkennen, daher beeinträchtigt er sowohl die Leber als auch das Herz. Sorge schädigt die Lunge, aber nicht die Lunge, sondern nur das Herz kann sie wahrnehmen, weshalb sowohl Lunge als auch Herz in Mitleidenschaft gezogen werden. Grübeln verletzt die Milz, jedoch kann nicht die Milz, sondern nur das Herz es wahrnehmen. Daher schädigt es sowohl Milz als auch das Herz."
>
> — Fei Boxiong (1800 – 1879)

DER ZORN

Der Zorn ist die Emotion der Leber.

Aber auch seine nahen Verwandten – Groll, unterdrückter Ärger, Reizbarkeit, Frustration, Wut, Hass, Entrüstung, Feindseligkeit und Verbitterung – gehören dazu.

Wenn diese Emotionen zu intensiv sind oder zu lange bestehen, schädigen sie die Leber.

Je nachdem, wie du mit dieser Emotion umgehst – ob du sie unterdrückst oder herauslässt – äußern sich die Beschwerden.

Das häufigste Symptom sind Kopfschmerzen.

Schwindelgefühle, Tinnitus und Nackensteifheit können aber ebenfalls durch Zorn hervorgerufen worden sein.

Zorn kann sich auch auf andere Organe auswirken.

Das geschieht zum Beispiel, wenn wir während oder kurz nach dem Essen wütend sind.

Dadurch wird unser gesamter Verdauungstrakt in Mitleidenschaft gezogen.

DIE FREUDE

Die Freude wird dem Herzen zugeschrieben.

Dabei darf das Wort „Freude" nicht falsch verstanden werden.

Es meint in diesem Zusammenhang übermäßige Erregung und Begierde.

Betroffen sind meist Menschen, die ein exzessives Leben führen.

Ungesunde Freude kann auch sehr plötzlich auftreten. In diesem Fall kann man es mit einem Schockzustand vergleichen.

Hauptsächliche Beschwerden, die der Emotion Freude zugeschrieben werden, sind Palpitationen, Überregung, Schlaflosigkeit und Unruhe.

DIE TRAURIGKEIT

Die Traurigkeit ist die Emotion der Lunge, zieht aber Kummer und Bedauern mit ein.

Diese Emotion schwächt zuerst das Herz bis es dann das zugeordnete Organ befällt.

Mögliche Beschwerden sind Dyspnoe, Müdigkeit, Unwohlsein im Thorax, Depressionen oder Weinen.

Depressionen müssen aber nicht immer eine Auswirkung von übermäßiger Traurigkeit sein.

Sie können auch bei zu lange unterdrücktem Zorn entstehen.

DAS GRÜBELN

Grübeln greift die Milz an.

Dabei verstehen wir darunter auch übermäßiges Arbeiten und Lernen, konstantes Denken an bestimmte Ereignisse oder Menschen und Zwangsgedanken.

Beschwerden, die mit übermäßigem Grübeln in Verbindung gebracht werden, sind Appetitmangel, leichtes Unwohlsein im Epigastrium, aufgeblähtes Abdomen und Müdigkeit.

DIE ANGST

Die Angst ist der Niere zugeordnet.

Im negativen Sinn verstehen wir darunter ängstliche Unruhe, plötzliche Furcht und lange andauernde Angst.

Mögliche Symptome sind nächtliche Enuresis, Harninkontinenz, Diarrhö, Schlaflosigkeit und Nachtschweiß.

DIE SORGE

Ich weiß, die fünf Emotionen entsprechend den Elementen haben wir abgehandelt.

In der chinesischen Medizin sind es aber sieben Emotionen, die unseren Organismus beeinflussen.

Die Sorge ist eine davon. Sie greift die Milz und die Lunge an und zählt zu einer der häufigsten emotionalen Krankheitsursachen.

Symptome können sein: Gefühl des Unwohlseins im Thorax, leichte Dyspnoe, Anspannung der Schultern, trockener Husten, Appetitmangel, leichtes Unwohlsein im Epigastrium, aufgeblähtes Abdomen und Müdigkeit.

DER SCHOCK

Psychischer Schock schädigt Herz und Niere und lässt das Qi, die Energie, erstarren.

Es ist die siebte und somit letzte Emotion, die es noch zu erwähnen gilt.

Die Auswirkungen zeigen sich als Palpitationen, Dyspnoe und Schlaflosigkeit.

KAPITEL 4.1 - JAPANISCHES HEILSTRÖMEN

Damit ich dir nicht nur die Auswirkungen der verschiedensten Emotionen aufliste, sondern du auch noch ein Hilfsmittel in die Hand bekommst, möchte ich dir das japanische Heilströmen vorstellen.

Es ist auch als Jin Shin Jyutsu bekannt.

Vielleicht ist dir schon einmal aufgefallen, dass du beim Nachdenken oft die Hände, oder eine Hand, auf deine Stirn legst.

Auch bei Kopfschmerzen machen wir das.

Im Jin Shin Jyutsu befindet sich an der Stirn das Energieschloss 20.

Es wird durch das Auflegen unserer Hände „geströmt" und somit harmonisiert.

Dir hier alle Energieschlösser und deren Bedeutung zu erläutern, würde den Rahmen sprengen.

Aber ich möchte dir zumindest die einfachste und grundlegendste Praxis vorstellen: Das Strömen der Finger.

Jeder Finger steht mit bestimmten Organen, Körperbereichen und Gefühlen im Zusammenhang.

Du musst nicht einmal genaueres dazu wissen, um es für dich anwenden zu können.

Das entspricht auch diesem Konzept.

Ich möchte dich nicht mit zu viel Hintergrundinformationen überlasten, sondern dir zeigen, wie du dir einfach selbst helfen kannst.

Du kannst jeden Finger nach Belieben strömen, wenn du ihn gerade brauchst.

Du kannst aber auch einfach ohne akutem Grund jeden Tag deine Finger strömen.

Dafür halte einfach jeden deiner Finger etwa drei bis fünf Minuten lang mit der anderen Hand.

Du musst es einfach nur tun.

DER DAUMEN

Unser Erdelement findet sich am Daumen wieder.

Hier können wir unsere Mitte und die dazu gehörigen Emotionen – Sorgen und Grübeln – strömen.

DER ZEIGEFINGER

Der Zeigefinger ist dem Wasserelement und somit Niere und Blase zugeordnet.

Durch das Strömen dieses Fingers gleichst du Ängste und Panikzustände aus.

DER MITTELFINGER

Die Leber und die Gallenblase – unser Holzelement – finden am Mittelfinger ihre Entsprechung.

Wenn du Ärger und Wut ausgleichen möchtest, dann ströme diesen Finger.

~

DER RINGFINGER

Trauer und Kummer bekämpfst du durch das Strömen des Ringfingers.

Er ist für die Lunge und den Dickdarm – das Element Metall – zuständig.

~

DER KLEINE FINGER

Das Feuerelement findet sich am kleinen Finger wieder.

Es ist der Finger des Herzens und des Dünndarms und gleicht die Emotion Freude aus.

Außerdem wird er bei übermäßigen Bemühungen und Überanpassung geströmt.

~

DIE HANDFLÄCHEN

Im Jin Shin Jyitsu gibt es auch einen Zentralstrom, der die gesamte Energie steigert. Hierfür werden normalerweise mehrere Energieschlösser nacheinander geströmt. Im Kleinen findet sich der Zentralstrom aber auch auf unseren Händen wieder und zwar im Zentrum der Handinnenflächen. Wenn du dich mit dem Universum verbinden möchtest, kannst du die Finger deinen einen Hand in die Handfläche der anderen Hand legen. Du erreichst das gleiche, wenn du die Hände wie zum Gebet faltest.

KAPITEL 5 - DIE ENTSPANNUNG

Gerade in unserer schnelllebigen Zeit ist es wichtig, sich hin und wieder eine Auszeit zu gönnen und einfach abzuschalten.

Du solltest Stress keine Chance geben.

Das erreichst du am besten durch eine gestärkte Mitte, Bewegungsübungen und Entspannung.

Ich verspreche dir auch, dass es gar nicht so schlimm ist, wie es sich vielleicht anhört.

Ich möchte dir hier die Vorteile von regelmäßiger Meditation und Entspannungsübungen vermitteln und dir eine sehr einfache Formen der Meditation und Entspannung beschreiben.

KAPITEL 5.1 - MEDITATION

Ich möchte dir hier eine sehr einfache Form der Meditation vorstellen.

Du wirst zu deiner inneren Ruhe finden, in Stresssituationen ruhig bleiben und deine Arbeit effektiver erledigen können.

Aber nicht nur das, mittels Meditation wirst du Herr deiner Gedanken. Nichts ist schädlicher als ständig negative Gedanken zu haben. Die Meditation ist der erste Schritt, um diese negativen Gedanken abzuschalten.

Der zweite Schritt ist das Üben der Dankbarkeit. Darauf komme ich später zurück.

Wäre es nicht schön, wenn du entspannt das Leben genießen könntest? Ganz egal, ob irgendjemand in deiner Umgebung gestresst oder schlecht gelaunt ist? Unabhängig davon, ob du einen Berg an Arbeit vor dir liegen hast?

Genau das wirst du mit der täglichen Meditation erreichen.

Du wirst ruhiger, entspannter und klarer. Dir geht nicht mehr so schnell etwas auf den Keks.

Du ruhst in dir.

Der beste Weg, um zur Ruhe zu kommen und abschalten zu

können, ist, sich einfach auf den eigenen Atem zu konzentrieren.

Das war es im Grunde auch schon. Viel Spaß damit.

Na gut, ich werde dir das etwas genauer erklären…

NIMM EINE ENTSPANNTE HALTUNG EIN, dein Rücken sollte aufrecht sein. Du kannst sitzen oder liegen.

Im Liegen kann es dir allerdings passieren, dass du einschläfst. Deshalb eignet sich das eher am Abend, wenn du sonst nichts mehr zu tun hast.

Also, du nimmst eine aufrechte Haltung ein, deine Hände ruhen auf deinen Oberschenkeln – wenn du sitzt - oder liegen seitlich an deinem Körper – wenn du liegst.

Überkreuze die Beine nicht.

Atme ganz normal weiter, aber verfolge deinen Atem.

Spüre, wie die Luft in deine Nase gesogen wird und sich deine Lungen füllen.

Dein Brustkorb hebt sich.

Atme bis in den Bauch hinein und spüre auch hier, wie sich dein Bauch hebt.

Beim Ausatmen senkt sich zunächst dein Bauch, dann dein Brustkorb und die Luft strömt aus deiner Nase hinaus.

Beobachte auch die kurze Pause, die zwischen Ein- und Ausatmen entsteht.

Einatmen.

Ausatmen.

Einatmen.

Ausatmen.

Wenn dir Gedanken kommen, registriere sie, aber verfolge sie nicht weiter. Lass sie einfach kommen und gehen und konzentriere dich weiter auf deinen Atem.

Das ist die, meiner Meinung nach, einfachste und schnellste Methode, um ruhig zu werden und Stress abzubauen.

Wenn du möchtest, kannst du auch noch bestimmte Gedanken in den Ablauf deiner Meditation einbauen.

Denke beim Einatmen zum Beispiel, dass du positive Energie und Heilung in dich aufnimmst.

Beim Ausatmen lass alle negativen Energien, Krankheiten, Blockaden und negative Gedanken aus deinem Körper los.

Du könntest aber auch Affirmationen benutzen.

Suche dir einen stärkenden Satz aus.

Wenn du deine Gedanken kontrollieren möchtest und nicht mehr von negativen Gedanken überhäuft werden willst, denke zum Beispiel „Ich bin der Herr über meine Gedanken!".

Wenn du Probleme mit deinem Selbstwert hast, denke „Ich liebe mich!", oder „Ich bin perfekt, so wie ich bin!".

Hast du gesundheitliche Probleme kannst du allgemein denken „Ich bin vollkommen gesund!", oder du wirst spezifischer, je nach Krankheit. Zum Beispiel „Mein Rücken ist vollkommen gesund!".

Um den Dankbarkeitsaspekt ein bisschen vorweg zu nehmen, kannst du auch für deine Gesundheit, oder was auch immer du dir wünschst, danken.

Sage im Geiste „Ich danke von ganzem Herzen für meine vollkommene Gesundheit!"

Du merkst schon, du kannst diese einfache Form der Meditation ausbauen, wie du möchtest.

Sei kreativ! Aber verfalle nicht ins Nachdenken.

Achte auf deinen Atem. Beobachte ihn.

Du wirst den Unterschied bereits nach der ersten Meditation spüren.

Wenn sie zur Routine wird, wirst du spüren, wie sehr sie dein Leben bereichert.

Wie viel Zeit du dir für deine Meditation lasst, liegt bei dir.

Du kannst sie immer wieder einmal zwischendurch anwenden, um im Alltag zur Ruhe zu kommen und machst vielleicht nur drei bis fünf Atemzüge.

Wenn du mehr Zeit hast, meditierst du zwanzig Minuten oder länger.

Je mehr Zeit du investierst, umso besser.

Es hilft aber bereits, wenn du hin und wieder einmal innehältst.

KAPITEL 5.2 - ENTSPANNUNGSÜBUNGEN

Stress, eine falsche Haltung, zu wenig Bewegung oder allgemein eine falsche Lebensführung können zu Anspannung und Verspannungen im ganzen Körper führen. Um diese zu lösen, stelle ich dir ein paar kleine Entspannungsübungen vor.

SELEKTIVE ENTSPANNUNG

Wenn du Beschwerden in einem bestimmten Körperbereich hast, fühlst du dich gedanklich zu diesem Bereich hin.

Schließe dabei deine Augen, um dich besser konzentrieren zu können.

Wenn deine volle Konzentration bei jenem Körperteil ist, das du entspannen willst, atme tief ein.

Beim Ausatmen sprich im Gedanken eines der folgenden Worte aus: „warm“, „entspannt“, „weich“,...

Du kannst dir auch selbst ein Wort aussuchen, dass du mit Wohlbefinden in Verbindung bringst.

SCHNELLENTSPANNUNG UND STRESSABBAU

Diese Übung kannst du immer wieder zwischendurch machen, wenn du dich verspannt fühlst, oder Stress abbauen möchtest.

Ziehe dazu deine Schultern ganz weit zu deinen Ohren heran und atme dabei tief ein.

Nimm die Spannung in deinem Körper wahr.

Mit dem Ausatmen lass die Schultern schnell wieder fallen und sprich den Laut „Haaa" laut aus.

Nimm die Lockerung wahr und registriere, wie weit deine Schultern nach unten gefallen sind.

ENTSPANNEN IM SCHUTZ DES NEBELS

Lege dich für diese Übung bequem hin.

Am besten gibst du einen Polster unter deine Knie, damit deine Lendenwirbelsäule entspannt bleibt.

Machen die die Augen zu, atme ruhig durch und komme zur Ruhe.

Wenn du soweit bist, stelle dir vor, wie ein Nebel über deinen Scheitel fährt.

Er breitet sich von dort aus in deinem Kopf aus – er umhüllt deine Ohren, die Wangen, die Nase, den Mund.

Er fährt weiter nach unten über den Hals, in die Schultern und Arme bis in die Fingerspitzen.

Stelle dir vor, wie der Nebel sich in deinem Körper anfühlt. Als würde er dich von innen heraus massieren. Es ist ein wirklich angenehmes Gefühl.

Er breitet sich weiter aus und umhüllt auch deine Brust,

deinen Ober- und Unterbauch, wandert weiter über die Hüften und die Lenden.

Schließlich werden auch die Beine – vom Oberschenkel über die Knie – bis zu den Zehenspitzen in den sanften Nebel gehüllt.

Dein gesamter Körper befindet sich in dieser wohligen Nebeldecke. Genieß das Gefühl dieses Schutzmantels eine Weile Wenn du soweit bist, lass den Nebel sich wieder zurückziehen.

Er gibt deinen Scheitel frei, wandert deinen Oberkörper hinunter zur Hüfte und gibt auch deine Beine und schließlich deine Zehen frei bis er sich vollständig zurückgezogen hat.

Zum Abschluss konzentriere dich auf die Spitzen deiner Mittelfinger, danach auf den Mittelpunkt deiner Fußballen. Das hat zusätzlich eine entspannende Wirkung.

KAPITEL 6 - POSITIVE GEDANKEN

Denke einmal ganz bewusst an deine Beschwerden. Spüre dich richtig in deinen Schmerz hinein. Denke daran, welche Aktivitäten du nicht mehr ausführen kannst, weil du diese Beschwerden hast.

Wie fühlst du dich dabei?

Wahrscheinlich nicht so gut, oder?

Vielleicht hat sich der Schmerz in der kurzen Zeit, in der du an ihn gedacht hast, sogar noch verstärkt.

Jetzt überleg bitte einmal, wie oft du an deine Beschwerden denkst.

Kreisen deine Gedanken vielleicht sogar mehrmals täglich um dieses Thema?

Führst du dir immer wieder vor Augen, wie schlecht es dir geht und kämpfst du gegen deine Beschwerden an, indem du dich täglich damit auseinandersetzt und nach einer Lösung deiner Probleme suchst?

Wie wäre es, wenn du damit aufhören würdest?

Bevor du jetzt Einspruch erhebst, mach bitte eine kleine Übung.

Schließe deine Augen und denke an irgendeinen Platz, an dem du dich ausgesprochen wohl fühlst.

Zum Beispiel das Meer, die Berge, eine Blumenwiese.

Stell dir vor, es geht dir gut und du bist vollkommen beschwerdefrei.

Keine Schmerzen, keine Verspannungen, keine Probleme, mit denen du dich auseinandersetzen musst.

Alles ist einfach perfekt.

Du genießt die frische Luft, die Sonne kitzelt deine Nasenspitze und du fühlst dich einfach nur pudelwohl.

Mach die Augen wieder auf.

Wie fühlst du dich jetzt?

Bist du entspannter und besser gelaunt?

Das hast du alleine durch deine Gedanken geschafft!

Es hat sich nichts verändert, deine Situation ist noch immer genau die gleiche, aber du hast an etwas Schönes gedacht und fühlst dich automatisch besser.

Das kann jeden Tag so sein. Jede Stunde, jede Minute und jede Sekunde.

Ich verlange nicht von dir, dass du deine Beschwerden vergisst. Ich nehme es auch nicht auf die leichte Schulter.

Aber wenn du schon diese Beschwerden hast, möchtest du dich dabei lieber gut fühlen, oder immer schlechter, weil du ständig daran denkst?

Ich verrate dir auch gerne, weshalb ich noch finde, dass du einfach nicht mehr an deine Beschwerden denken solltest.

Nicht nur, dass du dich besser fühlst, wenn du an schöne Dinge denkst. Wenn du deinen Beschwerden keine Energie mehr zuwendest, werden sie besser werden.

Deine ganze Welt ist eine Projektion deiner Gedanken.

Das hat mit dem Gesetz der Anziehung zu tun.

Denkst du an schöne, gute Dinge, ziehst du immer mehr Schönes und Gutes in dein Leben.

Ist dir schon einmal aufgefallen, wenn du dich mit einem bestimmten Thema auseinandersetzen, dass du dann plötzlich überall mit der Nase darauf gestoßen wirst?

Wenn du dich zum Beispiel für ein bestimmtes Auto zu interessieren beginnst, siehst du es plötzlich überall. Wenn du dir ein Baby wünschst, sind überall um dich herum auf einmal Babys, kleine Kinder oder schwangere Frauen.

Womit du dich beschäftigst, das ziehst du in dein Leben.

Also beschäftige dich einfach mit schönen Dingen!

Wenn du mit meiner Erklärung nichts anfangen kannst und meinst, das wäre doch alles nur Humbug, dann erinnern dich einfach daran, wie es dir nach der Übung von vorhin gegangen ist.

Vergiss meine Erklärung wieder und denke einfach positiv.

KAPITEL 6.1 - SEI DANKBAR

Wenn du dankbar bist für das, was du hast, kannst du gar keine negativen Gedanken mehr haben.

Die Dankbarkeit ist das stärkste Instrument, das wir haben.

Übe dich in Dankbarkeit und deine schlechte Laune wird verschwinden.

Dieses gute Gefühl wird sich auf deinen gesamten Körper auswirken. Du wirst lockerer, entspannter und voller Lebensfreude sein.

Um sich in Dankbarkeit zu üben, ist es gut, sich vor Augen zu halten, was du alles hast.

Sei für jeden Körperteil, jedes Organ und jede Zelle in deinem Körper dankbar, die gesund sind und fleißig ihre Arbeit verrichten.

Sei dankbar für deine Füße, die dich jeden Tag durch dein Leben tragen.

Sei dankbar für deine Ohren, mit denen du wunderschöner Musik lauschen kannst.

Sei dankbar für deine Stimme, die es dir erlaubt, Gespräche zu führen.

Du kannst auch für Hygieneartikel, ein Bett zum Schlafen, ein Dach über dem Kopf und so weiter dankbar sein.

Dinge, die wir für selbstverständlich halten, vereinfachen uns oft den Alltag und ermöglichen uns eine tolle Lebensqualität.

Sei dankbar dafür! Sei dankbar für deine Familie, Freunde und Bekannte.

Es gibt unendlich vieles auf der Welt für das wir dankbar sein können. Konzentrier dich darauf, anstatt nach dem zu suchen, was dir nicht gefällt.

Wenn du wegen einer Situation wütend bist, überlege dir, was daraus Positives entstanden ist. Das ist im ersten Moment sicherlich schwer. Aber wenn du bedenkst, dass zum Beispiel ein Strafzettel für zu schnelles Fahren dich daran erinnern soll, auf deine Sicherheit zu achten, ist es gleich weniger schlimm, oder?

Um in das Gefühl der Dankbarkeit einzutauchen, kannst du dich an folgende Übung wagen: Schreibe jeden Tag vor dem Aufstehen 10 Dinge auf, für die du dankbar bist. Du wirst sehen, wie viel besser sich Tage entwickeln, an denen du diese Übung machst.

Am Abend vor dem Schlafengehen kannst du für all die guten Dinge dankbar sein, die du an diesem Tag erlebt hast.

Hast du eine gute Nachricht bekommen? Konntest du dem Stau ausweichen? Hast du eine schöne Blume gesehen? Konntest du lachen? Hattest du ein nettes Gespräch?

Für all diese Dinge kannst du am Ende des Tages noch einmal Danke sagen.

Bringe das kleine Wort „Danke“ so oft wie möglich in dein Gedächtnis.

Wenn du dich nicht laut für etwas oder bei jemandem bedanken kannst, dann sag eben einfach im Gedanken „Danke“.

Je öfter du Dankbarkeit praktizierst und auch wirklich spürst, desto besser wirst du dich fühlen.

Deine Laune wird viel besser werden und du bemerkst schöne Dinge viel leichter. Du schulst damit nämlich auch deine Aufmerksamkeit. Deine Achtsamkeit.

Probiere es einfach aus. Es wird dein Leben verändern.

KAPITEL 7 - GESUNDE BEWEGUNG

Ausreichend Bewegung ist für unseren Körper, und auch unseren Geist, sehr wichtig.

Wenn wir uns bewegen, trainieren wir unsere Muskeln, unsere Gelenke werden geschmiert und unsere Sehnen bleiben geschmeidig.

Aber auch unsere Organe können mit bestimmten Bewegungen beeinflusst werden.

Ich möchte dir hier zwei Methoden vorstellen, die nicht sehr viel Zeit in Anspruch nehmen, keine körperlichen Höchstleistungen verlangen und trotzdem sehr viel für deine Gesundheit – für Körper, Geist und Seele – tun werden.

Du kannst beide Methoden in deinen Alltag integrieren, oder dich für eine Methode entscheiden, die dir sympathischer ist.

Wichtig ist aber die Regelmäßigkeit. Führe die Übungen täglich aus. Ob du nur 5 Minuten dafür aufbringen kannst, oder eine ganze Stunde, Hauptsache du tust es.

Achte beim Üben bitte darauf, dass du ausreichend Zeit zur Verfügung hast und nicht unter Stress stehst.

Sorge für Ruhe, du solltest eine Zeit lang ungestört sein.

Führe alle Übungen mit Leichtigkeit aus. Du befindest dich in keinem Wettkampf.

Wenn du zu viel machst, oder hektisch wirst, schadest du dir eher.

Bleib locker. Entspanne dich und gehe ruhig in die Übungen. Konzentriere dich und richte deine volle Aufmerksamkeit auf die Übungen.

Lächle. Mit einem Lächeln auf den Lippen, macht das Üben mehr Spaß und du bist weniger verkrampft. Du sollst Freude an den Übungen haben.

KAPITEL 7.1 - QI GONG

Qigong – ausgesprochen „tschigung“ – ist die traditionelle chinesische Atem- und Heilgymnastik und ist wahrscheinlich noch älter als die Akupunktur.

Sie wird sowohl zur Prävention als auch zur Therapie eingesetzt.

Qigong dient der Pflege und Kultivierung von Körper, Psyche und Geist.

Indem wir unsere Aufmerksamkeit während den Übungen voll und ganz auf unseren Körper und auf das Hier und Jetzt richten, gelingt uns eine Harmonisierung, die unseren Körper, unsere Atmung und unsere geistige Haltung aktiviert, verstärkt und reguliert.

Durch Qigong – frei übersetzt „Intensive Arbeit mit der Lebensenergie“ – bringen wir eben diese Energie mittels unserer Aufmerksamkeit verstärkt zum Fließen. Das wiederum löst Blockaden und aktiviert unsere Selbstheilungskräfte.

Wenn du Qigong regelmäßig anwendest, lösen sich die Blockaden in deinem Körper nach und nach auf und Beschwerden verschwinden.

Zunächst können aber bestehende oder länger zurückliegende Verletzungen wieder auftauchen bzw. während dem Üben verstärkt spürbar sein.

Das ist ein gutes Zeichen dafür, dass die Energie in diesen Bereichen wieder zu fließen beginnt und eine Harmonisierung passiert.

DAS ÜBEN

Die Übungen des Qigong werden sehr langsam ausgeführt.

Es werden andere – tief innenliegende – Muskelgruppen angesprochen als beim Krafttraining. Deshalb kann auch ein Leistungssportler hier an seine Grenzen stoßen.

Wenn du während den Übungen zu zittern beginnst, dir heiß oder kalt wird, du plötzlich alte Verletzungen wieder spürst, ist das alles normal. Es ist sogar ein Zeichen dafür, dass sich in deinem Körper etwas verändert.

Wie du dich während des Trainings fühlst, kommt auch auf deine Tagesverfassung an. Manchmal werden dir die Übungen sehr leicht fallen, an anderen Tagen benötigst du mehr Konzentration. Das alles ist vollkommen normal.

Zwei Charaktereigenschaften sind für das Übung von Qigong wichtig: Geduld und Gelassenheit.

Qigong ist keine Wundermethode, die plötzlich alle Beschwerden verschwinden lässt. Du musst es regelmäßig anwenden.

Allerdings kann ich dir aus eigener Erfahrung sagen, dass du aus einer einzigen Qigong-Einheit bereits entspannter herauskommst.

Bewegung, Konzentration und Atmung müssen im Qigong kontrolliert und in einen harmonischen Ablauf gebracht werden. Es kann also auch als Meditation in Bewegung gesehen werden.

Während den Übungen leitest du dein Qi – deine Lebensenergie – durch deinen Körper. Du musst dir dessen bewusst sein. Das werde ich dir aber auch noch zu jeder Übung einzeln erklären.

DIE 8 BROKATE

Ich werde dir hier die 8 Brokate vorstellen. Es ist wahrscheinlich die bekannteste Form des Qigong und sehr einfach umzusetzen. Deshalb ist es für den Einstieg bestens geeignet.

DIE GRUNDHALTUNG

Das wichtigste ist die Grundhaltung. Stell dich aufrecht hin, die Füße schulterbreit, die Beine sind nicht durchgestreckt, die Knie sind leicht gebeugt.

Deine gesamte Wirbelsäule bildet eine Linie, mache kein Hohlkreuz sondern schiebe das Becken eher ein Stück weit nach vorne.

Dein Kopf ist die Verlängerung deiner Wirbelsäule. Deine Arme sind locker, die Schultern entspannt.

Stelle dir vor, du bist mit den Füßen tief mit der Erde verwurzelt und am höchsten Punkt deines Kopfes ist eine Schnur, die dich mit dem Himmel verbindet.

Wenn du in eine Übung gehst, atme ein und wenn du aus der Übung wieder raus gehst, atme aus.

Dann kann es los gehen.

ÜBUNG 1: DEN HIMMEL MIT DEN HÄNDEN STÜTZEN

Diese Übung ist für alle inneren Organe gut.

Sie korrigiert eine schlechte Haltung und dehnt eine chronisch verspannte Rumpfmuskulatur.

Sie hilft die Lungenkapazität zu steigern und allgemeine Müdigkeit zu vertreiben.

Die Rückenmuskeln werden gestärkt und ein Rundrücken wird ausgeglichen.

Die Schultern werden gelockert und die Verdauung wird angeregt und verbessert.

So funktioniert's:

Du befindest dich in der Grundposition.

Während dem Einatmen hebst du von hier aus deine Hände entlang der Mitte deines Körpers nach oben, die Handflächen zeigen nach oben.

In etwa auf Kopfhöhe drehst du die Handflächen nach außen und wieder nach oben, um die Arme über deinem Kopf auszustrecken.

An dieser Stelle streckst du dich kurz als ob du den Himmel stützen würdest. Diese Streckung dauert nicht länger als eine Sekunde, der Blick geht in Richtung der Hände.

Während dem Ausatmen führst du deine Hände über die Seite ausgestreckt – den Ellenbogen nicht durchdrücken – nach unten.

Du kommst aus der Streckung wieder heraus und beugst deine Knie wieder durch.

ÜBUNG 2: AUF DEN ADLER ZIELEN

Mit dieser Übung erhöhst du den Energiefluss im Herz- und Dünndarm-Meridian.

Sie wirkt auf die Blut- und Sauerstoffzirkulation.

Durch die Handhaltung dieser Übung werden auch Lunge und Dickdarm angesprochen.

Das Herz-Kreislauf-System und die Atemarbeit wird verbessert.

Die Muskulatur der Arme, der Brust und der Schultern wird gekräftigt.

Diese Übung verbessert die Konzentrationsfähigkeit und hilft gegen Schlaflosigkeit.

So funktioniert's:

Du befindest dich wieder in der Grundposition.

Nimm eine breitere Beinhaltung ein, indem du mit dem rechten Bein einen kleinen Schritt zur Seite machst.

Während du die Arme nach oben anhebst und vor dem Kopf überkreuzt – die rechte Hand ist innen und die Handflächen zeigen zu deinem Gesicht – gehst du etwas weiter in die Knie.

Die Knie bleiben dabei hinter deinen Fußsohlen.

Du setzt dich mit dem Gesäß zurück, als würdest du dich auf einen Stuhl setzen.

Dein linker Arm zieht mit dem Ellbogen voran nach links und ist in Schulterhöhe oder etwas darunter gebeugt. Gleichzeitig streckst du deinen rechten Arm nach rechts aus, der Zeigefinger und Daumen sind gestreckt, der Zeigefinger zeigt zur Decke.

Dein Blick folgt deiner rechten Hand.

Die Bewegung soll so aussehen als würdest du einen Bogen spannen.

Du kommst in die Ausgangsposition zurück, indem du deinen linken Arm nun ebenfalls ausstreckst, deine Hände öffnest und überkreuz zurück führst.

Nun mach das gleiche in die andere Richtung.

~

ÜBUNG 3: HIMMEL UND ERDE VERBINDEN

Diese Übung stärkt unsere Mitte – den Magen- und Milzmeridian – und ist sehr gut bei einer trägen Verdauung. Außerdem dehnt sie die Rückenmuskulatur.

So funktioniert's:

Du befindest dich wieder in der Grundposition.

Von hier aus bringst du deine Hände auf Höhe deines Bauchnabels.

Führe deine rechte Hand nach oben und die linke Hand nach unten. Während der Bewegung wird eingeatmet.

Deine rechte Handfläche zeigt dabei nach oben – die Fingerspitzen zeigen nach rechts – und stützt den Himmel.

Deine linke Handfläche zeigt zum Boden – die Fingerspitzen zeigen nach vorne – und stemmt die Erde. Diese Streckung zeigt sich auch in den Beinen und dauert nicht länger als eine Sekunde.

Du führst beide Hände wieder zu deinem Bauchnabel, atmen währenddessen aus und machst die Übung in die andere Richtung.

~

ÜBUNG 4: SCHAU ZURÜCK WIE DIE KUH IN DEN MOND

Dies ist die beste Übung für die Stärkung der Nierenkraft, gegen hohen Blutdruck und Arterienverkalkung.

Sie umsorgt das zentrale Nervensystem und verbessert die Durchblutung des Gehirns.

Die Augen und die Nackenmuskulatur werden gestärkt.

So funktioniert's:

Du befindest dich in der Grundposition.

Bring beide Arme vorne nach oben. Die Hände sollten noch unter der Schulter sein. Deine Arme sind in einer Position als würdest du einen Ball halten.

Drehe deinen Oberkörper nach rechts – die Hüfte bleibt gerade – und führe deine Hände mit den Handflächen nach außen so weit hinter dich, wie es dir möglich ist.

Verfolge mit deinem Blick deine rechte Hand.

Komm zur Ausgangsposition zurück und mache das gleiche in die andere Richtung.

VARIATION: MIT VERACHTUNG HINTER SICH SCHAUEN

Du befindest dich in der Grundposition.

Bring beide Arme vorne nach oben bis auf Herzhöhe. Atme ein.

Drehe deine Handflächen nach unten und lasse die Hände wieder absinken. Atme aus.

Während dieser Abwärtsbewegung wird der Kopf weit nach rechts gedreht. Auch die Augen folgen dieser Richtung.

Sind deine Hände auf ihrem Tiefpunkt angekommen, drehe die Handflächen wieder nach oben und hebe die Arme bis auf Höhe deines Herzens.

Der Kopf folgt der Bewegung und wird wieder in die Mitte gebracht. Atme ein.

Wiederhole die Übung auf die andere Seite.

ÜBUNG 5: KOPF UND HÜFTE SENKEN

Diese Übung bearbeitet hauptsächlich den Beckenbereich.

Verspannungen im unteren Körperbereich werden gelöst und es wird für Geschmeidigkeit gesorgt.

Mit dieser Übung werden Leber- und Gallenblasen-Meridian angesprochen.

Angestauter Ärger wird vermindert oder sogar ganz aufgelöst.

So funktioniert's:

Du befindest dich in der Grundposition.

Während du dein rechtes Bein streckst und die Ferse dabei hochhebst, senkst du gleichzeitig dein linkes Bein.

Du streckst deinen rechten Arm über deinen Kopf und stützt dich mit dem linken Arm in der Mitte des linken Oberschenkels ab.

Wenn du die Übung richtig ausführst, spürst du eine Dehnung deiner rechten Körperseite.

Komm in die Ausgangsposition zurück und mache die Übung in die andere Richtung.

VARIATION: DAS GESÄSS HIN UND HER SCHWENKEN

Du befindest dich in der Grundposition.

Stell dich noch breiter hin.

Lege deine Hände auf die Oberschenkel, die Finger weisen dabei nach vorne.

Beuge deinen Körper mit geradem Rücken nach vorne und führe deinen Kopf leicht an den Oberkörper – als wolltest du ein Doppelkinn machen.

Drehe deine Brustwirbelsäule nach rechts, danach folgt der Kopf in diese Richtung.

Atme ruhig und gleichmäßig ein.

Führe deinen Brustkorb und Kopf wieder zur Mitte und hinüber zur anderen Seite.

Du machst quasi einen Kreis mit deinem Oberkörper, wobei die Bewegung im Becken beginnt.

Danach wird der Rücken wieder gerade nach oben gebracht.

Atme aus und mache die Übungsfolge zur anderen Seite.

ÜBUNG 6: BEIDE FÜSSE MIT DEN HÄNDEN FASSEN

Diese Übung kräftigt die Nieren und die Lenden.

Da sie auf die Organe des Unterleibs, besonders aber die Nieren und Nebennieren wirkt, wird der gesamte Stoffwechsel angeregt und der Hormonfluss reguliert.

Die Übung ist auch zur Regulation eines zu niedrigen Blutdruckes geeignet.

Die Tätigkeit des Zwerchfells beim Atmen wird unterstützt und Vorder- und Hinterseite des Körpers werden gedehnt.

So funktioniert's:

Du befindest dich in der Grundposition.

Bring beide Arme seitlich in einem großen Kreis nach oben

und komm vorne in der Mitte zusammen, wobei die Handflächen nach unten zeigen.

Gehe mit den Beinen tief, als würdest du dich auf einen Stuhl setzen während der Rücken gerade bleibt.

Die Fingerspitzen zeigen beim Tiefgehen nach vorne und berühren unten kurz die Oberschenkel.

Gehe seitlich wieder nach oben.

VARIATION

Du befindest dich in der Grundposition.

Bringe beide Arme seitlich in einem großen Kreis nach oben und komme vorne in der Mitte zusammen, wobei die Handflächen nach unten zeigen.

Während die Arme weiter nach unten gleiten, gehe auch mit dem Oberkörper nach unten – der Rücken bleibt gerade.

Unten angekommen, mache einen Rundrücken, die Hände berühren die Füße oder Unterschenkel.

Du kommst mit einem runden Rücken wieder nach oben, Wirbel für Wirbel, bis du wieder in der Grundposition stehst.

~

ÜBUNG 7: DIE FÄUSTE BALLEN

Diese Übung bewirkt eine Senkung zu hohen Blutdrucks und verbessert allgemein die Blutzirkulation.

Nacken- und Rückenmuskulatur werden trainiert und die Brustmuskulatur wird gedehnt.

Die Übung stärkt das Selbstbewusstsein und bringt Kraft zum Wachsen.

. . .

So funktioniert's:

Du befindest dich in der Grundposition.

Balle deine Hände zu Fäusten und bringe sie zu deinen Hüften, die Fingerspitzen zeigen nach oben.

Strecke deinen rechten Arm nach vorne während du die Faust so drehst, dass die Handfläche jetzt nach unten zeigt. Gleichzeitig geht der linke Arm zur Hüfte, die Handfläche der Faust zeigt nach oben.

Die Handgelenke sind nicht abgeknickt und die Schulter werden weder nach vorne gezogen noch hochgehoben.

Während du die Arme in die neue Position bringst, gehe mit den Beinen leicht in die Hocke, als würdest du dich auf einen Stuhl setzen.

Komm zurück in die Ausgangsposition und mache die Übung auch auf der anderen Seite.

ÜBUNG 8: SIEBEN MAL DEN RÜCKEN STRECKEN UND HUNDERT KRANKHEITEN VERTREIBEN

Mit dieser Übung werden Versteifungen und Verspannungen gelöst.

Der gesamte Körper wird gedehnt.

Die Blutzirkulation wird angeregt und die Muskulatur, die bisher noch nicht zum Einsatz gekommen ist, wird in das Übungssystem einbezogen.

Die Energie wird über alle Leitbahnen verteilt.

Die Übung stärkt die Abwehr und ist gut für die nervliche und organische Regeneration.

Es erfolgen Abschluss und Harmonisierung.

. . .

So funktioniert's:

Du befindest dich in der Grundposition.

Gib nun deine Füße so zueinander, sodass sie sich berühren.

Deine Handrücken lege so auf deinen Nierenbereich am unteren Rücken, die linke Hand ist unten und die rechte Hand ist oben.

Gehe auf deine Fußballen und strecke deinen Körper.

Während du einatmest drücke deine Hände nach unten.

Mit dem Ausatmen sinkst du auf deine Fersen zurück, die Hände gehen wieder nach oben.

KAPITEL 7.2 - MERIDIANDEHNUNG

Ich habe dir bereits erklärt, dass jedes Organ einem der fünf Elemente der chinesischen Medizin zugeordnet ist.

Außerdem hat jedes Organ einen eigenen Meridian. Das ist eine Energieleitbahn – oder ein Energiestrom – entlang unseres Körpers.

Wir möchten diese Leitbahnen frei von Blockaden und Störungen halten.

In der Akupunktur wird das zum Beispiel gemacht, indem man Nadeln auf bestimmte Punkte des jeweiligen Meridians setzt.

Wir werden nicht mit Nadeln experimentieren, sondern gleichen unsere Meridiane mit Dehnungsübungen aus.

DIE WIRKUNG DER ÜBUNGEN

Diese Übungen sollen den Körper – bei regelmäßiger Praxis – zur Selbstheilung anregen

Geht es unseren Organen gut, geht es unserem gesamten Organismus gut. Sind die Meridiane frei, geht es unseren Organen gut – vereinfacht erklärt.

Du bekommst jetzt also das Werkzeug in die Hand, um nicht nur mit deiner Ernährung sondern auch mit der richtigen Bewegung etwas für deine Gesundheit zu tun.

Zusätzlich zu der Wirkung auf die Organe wird auch der Geist durch die Übungen beruhigt. Du wirst dich alleine schon deshalb viel entspannter fühlen.

Ich erkläre dir zu den jeweiligen Elementen auch welche Beschwerden bei einer Blockade auftreten können.

Viele Beschwerden können mehrere Ursachen haben und werden deshalb auch bei mehreren Elementen angeführt. Da du ohnehin alle Übungen machen sollst, ist auch für jedes Element ausreichend gesorgt.

Wie lange es dauert bis durch die Meridian-Dehnung Beschwerden gelindert werden, ist schwer zu sagen. Es kann ein paar Tage, Wochen oder Monate dauern. Tiefsitzende Themen können mitunter auch Jahre brauchen.

In der chinesischen Medizin sagt man, dass die Heilung einer Krankheit für jedes Jahr, das sie bereits im Körper ist, einen Monat benötigt. Das ist ein kleiner Richtwert für dich.

Es kann aber natürlich auch manchmal viel schneller gehen. Probiere es einfach aus! Du wirst dich auf jeden Fall besser fühlen.

ZEITEINTEILUNG

Am besten machst du die Übungen gleich in der Früh nach dem Aufstehen. So musst du nicht mehr darüber nachdenken, wann du sie in deinen Tagesplan einbauen kannst und fühlst dich gleich für den Tag gestärkt.

Du kannst die Übungen aber auch zu jeder anderen Tageszeit machen. Wichtig ist, dass du keinen Hunger hast und auch nicht angegessen bist.

Die Übungen nehmen zwar nicht viel Zeit in Anspruch, aber du solltest sie nicht unter Stress ausführen. Komm zur Ruhe, atme ein paar Mal tief durch, drehe am besten dein Handy ab und sorge dafür, dass du ein paar Minuten lang ungestört bist.

GEH ES RUHIG AN

Übrigens ist das kein Wettrennen. Es ist vollkommen egal, ob du gut gedehnt bist oder nicht.

Überanstrenge dich nicht! Führe die Übungen korrekt aus und achte darauf, was dein Körper dir sagt.

Du darfst keine Schmerzen während den Übungen verspüren. Ein leichter Dehnungsschmerz ist vollkommen in Ordnung, aber der Schmerz darf nicht unangenehm sein.

Mute dir nicht zu viel zu und mache jede Übung nur so weit, wie es sich gut für dich anfühlt.

Du wirst sehen, dass du mit der Zeit immer mehr schaffst. Das kommt ganz von alleine.

Mache die Dehnungen also wirklich immer nur so weit, wie der Rest des Körpers entspannt bleiben kann.

WIE DU VORGEHST

Vor jeder Übung testest du auf welcher Seite dir die Dehnung leichter fällt. Du beginnst dann mit der schlechteren Seite.

Atme tief ein und gehe in die Dehnungshaltung. Atme aus und nimm einige tiefe Atemzüge. Mit dem Ausatmen gehe wieder aus der Dehnung raus. Danach kommt die andere Seite dran.

Beachte bitte die richtige Reihenfolge der Übungen. Du kannst die beiden Übungen für die Sondergefäße entweder als erstes oder zum Schluss machen. Ich mache sie gerne gleich am Anfang.

Die anderen Übungen – zu den Elementen – mache aber bitte in der Reihenfolge, in der sie hier aufgelistet sind.

ÜBUNG 1: METALL – LUNGE UND DICKDARM

Diese Übung bringt deine innere und äußere Welt in Harmonie. Eine starke, flexible innere Struktur ermöglicht uns, uns der Außenwelt zu öffnen und gleichzeitig in einem guten Kontakt zu uns selbst zu bleiben.

Welche Wirkung sie auf deinen Körper hat, habe ich im ersten Modul schon kurz beschrieben. Damit du nicht zurückgehen musst, werde ich es noch einmal wiederholen.

Das Metall-Element beinhaltet die Organe Lunge und Dickdarm. Somit ist diese Übung für dein gesamtes Atmungssystem – von der Nase bis zur Lunge – und natürlich den Dickdarm gut. Wenn du zum Beispiel unter Asthma leidest, wird dir diese Übung gute Dienste erweisen.

Das Metall-Element kümmert sich aber auch um unsere

Haut. Ausschläge, Allergien, Pickel, Akne, Ekzeme usw. werden von diesem Organpaar kontrolliert.

Ein gutes Abwehr- oder Immunsystem hängt mit einem starken Metall-Element zusammen.

Die Lunge steht außerdem für den oberen Brustbereich und der Dickdarm für den unteren Rückenbereich. Hast du Beschwerden in diesen Zonen, wird dir diese Übung ebenfalls gut tun.

Die Hauptaufgabe des Dickdarms ist nicht mehr benötigtes auszuscheiden. Das gilt auf körperlicher, emotionaler und psychischer Ebene. Das Thema „Loslassen“ wird hier bearbeitet.

Mögliche Beschwerden dieses Elements sind außerdem unter anderem Bronchitis, Husten, Zahnfleischbluten, Depression, Melancholie, Mundgeruch, Verstopfung, Blähungen und ein schwaches Gedächtnis.

Dies sind nur wenige Beispiele, aber dz hast nun einen groben Überblick wofür diese Übung gut ist. Vergiss auch nicht, dass alles ein Kreislauf ist. Geht es unserer Lunge gut...

So funktioniert's:

Stelle dich aufrecht hin, die Füße schulterbreit geöffnet und hake deine Daumen hinter dem Rücken ineinander ein.

Die Zeigefinger strecke weg und mit den restlichen Fingern mache eine Faust. Atme tief ein.

Mit dem Ausatmen beugen dich tief nach vorne, wobei die Arme und die verschränkten Hände so weit wie möglich über den Kopf nach vorne gehen. Lass deinen Kopf hängen.

Komme wieder zurück in die Ausgangsposition.

Wechsle die Daumen und mache die Übung noch einmal.

Der zugehörige Laut ist Ssss... Du kannst ihn unterstützend in die Übung einbringen.

ÜBUNG 2: ERDE – MILZ UND MAGEN

Mit dieser Übung wird unsere Mitte gestärkt.

Eine schwache Mitte führt zum Beispiel zu schwachem Bindegewebe und somit zu Cellulite. Menstruationsbeschwerden haben unter anderem auch mit einer Schwäche der Milz zu tun.

Zu viel Grübeln und Nachdenken, schwache Muskeln, Verdauen von Nahrung und auch Erlebtem sind Themen des Erd-Elements.

Unsere Mitte ist für unseren kompletten Verdauungstrakt bis hin zu unserem Gehirn verantwortlich. Der Magen ist außerdem zuständig für die Vorderseite deines Körpers und somit für eine aufrechte Haltung mitverantwortlich.

Die Erde steht für alles, was uns unterstützt, nährt, beruhigt und Trost spendet.

Die Organe Milz und Magen sind zuständig für das Empfangen, Umwandeln und Weitergeben von Nahrung auf physischer, emotionaler und geistiger Ebene.

Ist dieses Element ausgeglichen – bist du in deiner Mitte – kannst du dich selbst nähren und Trost und Unterstützung auch weitergeben.

Wenn du zu ständiger Fürsorge für andere – dem Helfersyndrom – neigst, oder kalt und rücksichtslos bist, ist deine Mitte auf jeden Fall geschwächt.

Im Weg der Kaiserin heißt es auch, dass eine schwache Mitte dazu führt, dass Frauen sich auf Männer einlassen, die nicht gut für sie sind, wodurch Liebeskummer entsteht.

Mit einer starken Mitte hingegen, erkennen Frauen, was bzw. wer ihnen gut tut und meiden Dinge und Personen intuitiv, die ihnen nicht gut tun.

Das sind doch wirklich gute Nachrichten, oder? Nicht nur verbessert sich deine Gesundheit, du kannst auch besser zwischen „gut für mich" und „nicht gut für mich" unterscheiden.

Weitere mögliche Beschwerden dieses Elements sind unter anderem auch Verdauungsprobleme, Über- und Unterzuckerung, Kummer, Sorge, mangelndes Trauern, Überessen, Übersäuerung, und Störungen des Immunsystems.

So funktioniert's:

Setze dich auf oder zwischen deine Fersen, die Knie sollten geöffnet sein.

Atme tief ein und lehne dich mit dem Ausatmen nach hinten.

Stütze dich – nach Möglichkeit – auf deinen Armen ab. Gehe nur so weit nach hinten, wie es dir angenehm und entspannt möglich ist.

Atme ein paar Mal tief durch und komm mit dem Ausatmen wieder zurück.

Der zugehörige Laut ist Chchch... – gurgelnd aus dem Kehlkopf. Du kannst ihn wieder unterstützend einsetzen.

ÜBUNG 3+4: FEUER – HERZ UND DÜNNDARM / DREIFACH-ERWÄRMER UND HERZ-KREISLAUF

Das Feuer-Element besteht als einziges Element nicht nur aus zwei sondern aus vier Organen. Wobei zwei davon keine physischen Organe widerspiegeln.

Es steht für Umwandlung und Transformation. Geselligkeit wird durch dieses Element genährt. Freude, Lachen und anregende Gespräche führen auf ein gesundes Feuer-Element zurück.

Ein gesundes Herz erkennt man an einer positiven Ausstrahlung. Es ist für deine Gefäße und Persönlichkeitsentfaltung zuständig.

Der Dünndarm trennt Reines von Unreinem. Das Reine wird aufgenommen und zum Herzen weitergeleitet. Das Unreine wird zur weiteren Behandlung zum Dickdarm geschickt.

Liegt eine Störung des Dünndarms vor, kann das Herz überlastet werden, weil er auch Unreines zum Herzen durch lässt.

Der Herz-Kreislauf ist auch für den Schutz des Herzens zuständig. Er soll insbesondere Aufregung oder Erregung vom Herzen fern halten. Das umfasst übermäßig freudige wie auch schmerzvolle Emotionen.

Der Dreifach-Erwärmer ist für die Wärmeverteilung im Körper zuständig.

Mögliche Beschwerden dieses Elements sind unter anderem Stottern, Schwindel, Schmerzen im Brustbereich, Kniebeschwerden, Nackenschmerzen, Verdauungsbeschwerden, Mundschleimhaut-Entzündungen, Rückgrat-Probleme im Halsbereich, Verlust der Libido, Mund-, Nase- und Augenentzündungen, Erkältungen, Spannungsgefühl in den Zähnen, trockener Mund, Lendenwirbel-Probleme, Infektionen der Blutwege und Prostata-Probleme.

So funktioniert's (Herz und Dünndarm):

Setz dich auf den Boden, lege die Fußsohlen aneinander vor den Körper und lass die Knie zur Seite fallen.

Umfasse mit den Händen die Zehen. Atme tief ein und beuge dich mit dem Ausatmen nach vorne.

Ziehe den Körper leicht in Richtung zu den Füßen. Du

näherst das Herz damit den Händen und Füßen und öffnest zugleich den Leistenbereich.

Die Ellenbogen sind vor den Unterschenkeln. Halte den Rücken dabei so gerade wie möglich, aber nicht starr. Lass deinen Nacken entspannt und richte deinen Blick nach vorne auf den Boden.

Der zugehörige Laut ist Haaa...

So funktioniert's (Dreifach-Erwärmen und Herz-Kreislauf):

Setz dich in den Schneidersitz und umfasse mit übereinander gekreuzten Armen deine Knie von außen.

Atme tief ein und beugen mit dem Ausatmen deinen Oberkörper nach vorne. Der Rücken soll dabei rund werden.

Ziehe deine Knie mit den Händen leicht zueinander und verstärke die Vorbeugung, wenn es dir möglich ist.

Das Gesäß soll unbedingt auf dem Boden bleiben.

Atme ein paar Mal tief ein und aus und komm in die Ausgangsposition zurück.

Wiederhole die Übung, indem du die Arme in die andere Richtung kreuzt.

Der zugehörige heilende Laut ist Hiii... Verwende ihn als Unterstützung und Intensivierung der Übung.

ÜBUNG 5: WASSER – NIERE UND BLASE

Das Wasser-Element entfaltet sich in unserem Haupthaar. Das zugeordnete Gewebe sind die Knochen, aber auch das Knochenmark gehört zu diesem Element. Das entsprechende Sinnesorgan sind die Ohren.

Beschwerden mit dem Wasserhaushalt oder den Sexualfunktionen hängen mit diesem Element zusammen.

Kraft und Energie zum Handeln bekommen wir vom Wasser-Element, aber auch die Fähigkeit uns dem Fluss des Lebens hinzugeben hängt damit zusammen.

Ängste und Panikattacken sind Beschwerden, die mit diesem Element im Zusammenhang stehen.

Die Niere ist für unsere Fortpflanzung verantwortlich. Wenn du nicht schwanger werden kannst, gehört auf jeden Fall die Niere gestärkt.

Die Blase ist wichtig für deine aufrechte Haltung. Da sich dieser Meridian über den gesamten Rücken zieht, ist er auch oft verantwortlich für Rückenschmerzen.

Mögliche Beschwerden dieses Elements sind unter anderem auch Stress, Hormonstörungen, Menstruationsstörungen, Herzschwäche, plötzliche Schweißausbrüche, nachts auf die Toilette müssen, Lebensangst, Rast- und Ruhelosigkeit, Nicht-weinenkönnen, schwache Knöchel, Rückenschmerzen, Konzentrationsschwäche, Wadenkrämpfe, Kälteempfindlichkeit, Ischias-Probleme, tränende Augen und eine laufende Nase.

So funktioniert's:

Setz dich mit gestreckten Beinen auf den Boden und flexe deine Zehen.

Strecke deine Arme nach oben und verhake deine Daumen.

Atme tief ein und beuge dich mit dem Ausatmen aus der Hüfte nach vorne, sodass sich die Arme in Richtung zu den Füßen hin strecken.

Halte den Rücken dabei möglichst gerade.

Der zugeordnete heilende Laut lautet Huuu... – oder Hooo wie beim Ausblasen einer Kerze.

ÜBUNG 6: HOLZ – LEBER UND GALLENBLASE

Das Holz-Element ist für die Augen zuständig. Somit hängen Kurz- und Weitsichtigkeit, aber auch andere Augenprobleme damit zusammen. Es entfaltet sich außerdem über unsere Nägel und kümmert sich um die Geschmeidigkeit unserer Sehnen.

Da sich die Leber um deine Blutspeicherung kümmert, können zum Beispiel Menstruationsprobleme mit diesem Organ in Verbindung stehen. Vor allem das Prämenstruelle Syndrom (PMS) hat häufig mit Blockaden im Leber-Meridian zu tun.

Die Leber kann oft angespannt sein, das wirkt sich auch auf unseren Körper aus. Es entstehen Verspannungen, man kann nicht richtig locker lassen.

Blockaden dieses Elements stehen auch deiner persönlichen, geistigen und spirituellen Entfaltung im Weg. Die Leber plant und die Gallenblase trifft Entscheidungen. Wenn du also mit einem der beiden Dinge Probleme hast, liegt ebenfalls eine Blockade dieses Elements vor.

Weitere mögliche Beschwerden sind unter anderem Stoffwechselprobleme, juckende oder tränende Augen, Völlegefühl nach dem Essen, feuchte Hand- und Fußflächen, Gallensteine, Migräne und Eifersucht. Störungen der Hormone, des Säurebasen-Haushalts oder der Blutgerinnung haben auch mit diesem Element zu tun.

So funktioniert's:

Setz dich auf den Boden und grätsche die Beine so weit, dass deine Knie noch durchgestreckt bleiben können.

Verschränke die Finger und strecke die Hände mit nach

außen gedrehten Handflächen nach oben.

Atme tief ein und mit dem Ausatmen beugst du den Rumpf über das linke Bein zur Seite hin, so dass die recht Körperseite nach oben weist, sich dehnt und öffnet.

Ein Ellbogen kommt dabei in Richtung der Beininnenseite und der Blick geht gegen den Himmel. Gleichzeitig flexe die Zehen. Dein Blick ist nach oben zur Decke gerichtet. Atme ein paar Mal ein und aus.

Richte dich wieder auf und neige den Oberkörper mit dem Ausatmen gerade zur Mitte nach vorne. Ein paar Mal tief ein und aus atmen.

Zur Ausgangsposition zurück und das Ganze noch einmal zur anderen Seite.

Der zugeordnete heilende Laut ist Schhhh...

ÜBUNG 7+8: SONDERMERIDIANDE – KONZEPTIONS- UND GOUVERNEURSGEFÄSS

Zusätzlich zu den Meridianen der fünf Elemente gibt es noch zu zwei weiteren Meridianen Dehnungsübungen.

In den klassischen MAKKO HO Übungsreihen kommen diese beiden Meridiane nicht vor. Da sie aber ebenfalls wichtig sind und für viele Beschwerden verantwortlich sein können, möchte ich sie dir trotzdem ans Herz legen.

Mach diese Übungen am besten vor allen anderen.

DAS KONZEPTIONSGEFÄSS

Es befindet sich in der Mitte vorne an unserem Körper und endet an der Unterlippe. Es ist somit auch für unsere aufrechte Haltung verantwortlich.

Die Akupressurpunkte entlang dieses Meridians werden für vielseitige Krankheiten verschiedener Organe eingesetzt.

Besonders aber sind sie für die Geschlechtsorgane wichtig.

Das Konzeptionsgefäß ist außerdem der Vater aller Yang-Meridiane und hat dadurch natürlich auch eine besondere Bedeutung für unsere Gesundheit.

So funktioniert's:

Stell dich aufrecht hin und stelle dir vor, wie dein Bauch sich nach vorne bewegt, während der Oberkörper sich nach hinten bewegt.

Die Hände ruhen auf den hinteren Oberschenkeln, wo du dich abstützen kannst.

DAS GOUVERNEURSGEFÄSS

Es befindet sich in der Mitte unserer Körperrückseite und endet bei der Oberlippe. Es ist ebenfalls für unsere aufrechte Haltung verantwortlich.

Die Akupressurpunkte dieses Meridians kommen besonders bei Störungen im Bereich des zentralen Nervensystems, im Bereich der Wirbelsäule und der inneren Organe zum Einsatz.

Das Gouverneursgefäß ist zudem die Mutter aller Yin-Meridiane und deshalb genauso wichtig, wie das Konzeptionsgefäß.

So funktioniert's:

Stell dich aufrecht hin und stelle dir vor, dass dein Bauch sich nun nach hinten bewegt, während dein Oberkörper sich nach vorne bewegt. Als wolltest du den Kopf durch deine Beine stecken.

KAPITEL 8 - WEITERE TIPPS

Die wichtigsten Bereiche eines gesunden Lebensstils habe ich dir bereits vorgestellt.

Du weißt jetzt, wie du dich gesund ernährst, wie eine gesunde Lebensführung aussieht, wie du meditieren und damit zur Ruhe kommen und welche Übungen du machen kannst, um deine Gesundheit zu unterstützen.

Jetzt möchte ich dir noch ein paar weitere Maßnahmen vorstellen, die du einfach in deinen Alltag integrieren kannst.

KAPITEL 8.1 - DAS ÖLZIEHEN

Du wirst dich jetzt vielleicht fragen, was ich nun schon wieder mit dir vorhabe. Aber mach dir keine Gedanken. Das Ölziehen ist in der ayurvedischen Medizin sehr beliebt und dient der täglichen Entgiftung.

Bevor ich dir erkläre, wie es funktioniert, möchte ich dir noch die Vorteile des Ölziehens schmackhaft machen.

Da man das Öl in den Mund nimmt, hat es eine besondere Wirkung auf die Zähne und das Zahnfleisch. Es dient der Kariesvorbeugung, stärkt wackelnde Zähne – Parodontose -, hilft gegen Zahnfleischbluten, wird zur Bekämpfung von Mundgeruch eingesetzt und macht deine Zähne weißer.

Da die Zunge aber auch unser gesamtes System reflektiert, wirkt das Ölziehen auch auf alle anderen Bereiche unseres Körper, sogar auf unsere Psyche.

Es kann also auch bei Kopfschmerzen, Bronchitis, Magenbeschwerden, Schlaflosigkeit, Akne, Neurodermitis, Frauenleiden und vielem mehr eingesetzt werden.

Das funktioniert alles, weil beim Ölziehen schädliche Bakterien und Giftstoffe, die sich in der Mundhöhle befinden, im Öl gebunden und damit ausgespuckt werden.

Jetzt aber zum praktischen Teil. Für das Ölziehen brauchst du zunächst ein kaltgepresstes Öl. Besonders gut eignen sich Sonnenblumen-, Kokos- oder Sesamöl. Dann kannst du auch schon starten.

So funktioniert's:

Nimm in der Früh noch vor dem Frühstücken und Zähneputzen 1-2 Teelöffel Öl in den Mund und mach damit für 15 bis 20 Minuten Spül-, Zieh- und Kaubewegungen.

Danach spuckst du das Öl aus und spülst deinen Mund sorgfältig aus.

Bitte schluck das Öl auf keinen Fall, da sich jetzt die ganzen Bakterien und Giftstoffe darin befinden.

Im Anschluss kannst du auch noch einen Zungenschaber verwenden.

Wenn du keinen besitzt, macht es auch ein herkömmlicher Löffel.

Wenn du dann noch deine Zähne putzt, hast du es auch schon geschafft. Du hast noch vor dem Frühstück etwas für deine Gesundheit getan.

KAPITEL 8.2 - DIE OHRMASSAGE

Massiere doch einmal deine Ohren so richtig schön durch!

Wenn du es gleich in der Früh machst, gibt es dir Energie für den Tag und wirkt sich reflektorisch auf deinen gesamten Organismus aus.

Bei Müdigkeit und Erschöpfung kannst du deine Ohren auch zwischendurch jederzeit massieren. Das erfrischt und macht wieder munter.

So funktioniert's:

Fang am besten bei deinen Ohrläppchen an. Nimm sie zwischen Daumen und Zeigefinger und beginne, sie sanft zu massieren.

Deine Ohrläppchen spiegeln im Kleinen deinen Kopf wider – hier sind die Reflexzonen für deine Augen, Ohren, Nase, Mund, Kiefer und so weiter zu finden.

Wenn sich deine Ohrläppchen schön warm anfühlen und du wirklich jeden Millimeter erreicht hast, kannst du dich dem Rand deiner Ohren widmen.

Dein Ohrenrand spiegelt deine gesamte Wirbelsäule wider. Du wirst merken, wie Verspannungen und Schmerzen in diesem Bereich mit der Zeit immer besser werden.

Den inneren Bereich deiner Ohren darfst du natürlich auch nicht vergessen. Dort findest du die Reflexzonen all deiner Organe. Eine ausgiebige Massage lohnt sich also in jedem Fall!

Es macht durchaus Sinn sich in der Früh und auch zwischendurch einmal ein paar Minuten Zeit für eine Ohrmassage zu nehmen. Außerdem wirst du sehen, wie viel schwungvoller und energiegeladen du in den Tag startest!

Wusstest du eigentlich, dass die Stelle, an der meistens das Loch für Ohrringe gestochen wird, die Zone für unsere Augen ist? Bei Augenproblemen kann es manchmal helfen, einfach Ohrringe zu tragen. Dadurch wird dieser Punkt stimuliert.

Ich wünsche dir ganz viel Spaß mit dieser neuen Erfahrung! Bleib dran, die Wirkung ist phänomenal!

KAPITEL 9 - STÄRKUNG DER ORGANE

Jetzt weißt du alles über einen gesunden und genussvollen Lebensstil nach der Traditionellen Chinesischen Medizin.

Alleine diese Veränderung in deinem Leben, wird deutliche Auswirkungen auf deinen Körper haben.

Du wirst dich schon viel besser und energiegeladener fühlen.

Wir wollen an diesem Punkt aber noch nicht aufhören. Schließlich ist unser Ziel ein großes!

Wir wollen uns einfach pudelwohl fühlen!

Deshalb lernst du jetzt, was du für deine anderen Organe tun kannst.

Ich diesem Kapitel gebe ich dir allgemeine Tipps mit auf den Weg.

Die Mitte reißen wir auch noch einmal an. Ich werde hier aber genauer auf die anderen Organe eingehen, da sich das ganze Buch, das du gerade in deinen Händen hältst, ohnehin um die Stärkung deiner Mitte dreht.

KAPITEL 9.1 - DAS ERD-ELEMENT

Den Begriff der Mitte haben wir schon geklärt.

Hier möchte ich dir noch einmal einen kurzen Überblick verschaffen. So kannst du immer wieder zu diesem Kapitel zurückkehren, wenn du etwas über deine Mitte nachlesen möchtest.

Deine Mitte ist also dein Erd-Element. Dazu gehören das Organpaar Milz und Magen.

Beide Organe liegen in der Mitte des Körpers. Sie halten alle anderen Organe zusammen und nähren sie. Von ihnen geht alles aus. Deshalb nennt man sie „Mitte".

Die Organe Milz und Magen nach der chinesischen Medizin entsprechen einem energetischen Konzept und haben nichts mit den Organen aus der westlichen Medizin zu tun.

Sie stehen für den gesamten Verdauungsapparat.

Die Milz ist verantwortlich für die Aufnahme, Aufbereitung und Verteilung der Nahrung – wozu auch deine Gedanken gehören. Deshalb ist dem Verdauungsapparat auch das Gehirn zugeschrieben.

So lässt es sich leicht verstehen, dass deiner Mitte die Emotion Grübeln zugeordnet ist. Wenn du zu viel nachdenkst und grübelst, verletzt du deine Mitte. Aber auch wenn du zu viel lernst, tut das deiner Mitte nicht gut.

Dieser Verdauungsapparat hat aber auch einen Körper, nämlich die Muskulatur sowie das Fett- und Bindegewebe.

Deine Milz hält auch deine Organe an ihrem Platz und verhindert das Absinken deiner Organe.

Die Milz öffnet sich in deinem Mund und im weiteren Sinne auch in deinen Lippen. Rötungen, Blässe und Risse an den Lippen und am Mund können auf eine schwache Milz zurückgeführt werden.

Aber auch der Geschmackssinn ist der Milz zugeordnet.

Da die Milz sich im Mund öffnet, ist ihr auch der Speichel zugeschrieben.

Der Klimafaktor, der deine Mitte am meisten angreift, ist die Feuchtigkeit und Nässe. Er blockiert den richtigen Fluss deiner Lebensenergie, weshalb sich die Feuchtigkeit in deinem Körper ansammeln kann.

Der Aufbau und die Pflege der Energie der Mitte ist das wichtigste Prinzip in der chinesischen Medizin. Die Stärke der Mitte ist entscheidend für deine gesamte Gesundheit.

Die Hauptfunktion der Mitte ist es, die Essenz der Nahrung in Blut, Qi und Säfte umzuwandeln und im ganzen Körper zu verteilen. Sie nährt also deinen gesamten Körper und alle Organe.

„Wenn die Mitte stark ist, können 1000 Krankheiten geheilt werden. Wenn die Mitte geschwächt ist, gibt es oft nicht mehr viel Hoffnung."

Dieses Zitat zeigt die enorme Wichtigkeit einer starken Mitte nach der chinesischen Medizin.

Bei deiner Geburt hast du Lebensenergie von deinen Eltern mitbekommen. Man nennt diese Energie die vorgeburtliche Lebensenergie.

Deine Mitte ist dafür verantwortlich nachgeburtliche Energie in dein System zu bringen. Das erreicht sie, indem sie deine Nahrung verwertet und die daraus gewonnene Energie in deinem Körper verteilt.

Ist deine Mitte geschwächt, muss dein Körper auf deine vorgeburtliche Energie zurückgreifen, um funktionieren zu können. Das Problem hierbei ist, dass diese vorgeburtliche Energie irgendwann verbraucht ist.

Deshalb ist es besonders wichtig, dass du dich um neue Energie und darum kümmerst, dass es deiner Mitte gut geht und dein Körper nicht auf deine vorgeburtliche Energie zurück greifen muss.

Man kann es ganz einfach so sagen: Geht es deiner Mitte gut, geht es allen Bereichen deines Körpers gut.

Da deine Mitte gleichzeitig alle anderen Organe nährt, stärkt ihre Tonisierung unseren gesamten Organismus.

Die Milz ist die Mutter der Lunge. Wenn es der Milz gut geht, kann sie sich gut um ihr Kind kümmern und somit geht es auch der Lunge gut.

Das Kind der Lunge wiederum ist die Niere. Geht es der Lunge gut, geht es der Niere gut.

Die Niere ist die Mutter der Leber. Geht es der Niere gut – du kennst das schon – geht es auch der Leber gut.

Das Herz ist das Kind der Leber und wiederum die Mutter der Milz.

Du siehst also, dass es jedem im Kreislauf gut geht, wenn wir uns „nur“ um unsere Mitte kümmern.

Geht es der Milz gut, geht es all diesen Bereichen unseren Körpers gut und noch viel mehr.

ÜBERSICHT

- **Element:** Erde
- **Zugeordnete Organe:** Milz und Magen
- **Funktionen:** Stärkung der Mitte
- **Farbe:** Gelb
- **Uhrzeit:** Magen 7-9 Uhr, Milz 9-11 Uhr
- **Jahreszeit:** Spätsommer
- **Geschmack:** süß
- **Körpergewebe:** Muskulatur, Fettgewebe, Bindegewebe
- **Öffner:** Mund, Lippen
- **Emotion:** Grübeln, sich Sorgen, Nachdenklichkeit, Meditation
- **Sekretion:** Speichel
- **Pathogener Klimafaktor:** Feuchtigkeit, Nässe
- **Entwicklung:** Umwandlung
- **Gelenk:** Hüfte, Fußgelenk

KAPITEL 9.1.1 - BESCHWERDEN DES ERD-ELEMENTS

Eine schwache Mitte führt zum Beispiel zu schwachem Bindegewebe und somit zu Cellulite. Menstruationsbeschwerden haben unter anderem auch mit einer Schwäche der Milz zu tun.

Zu viel Grübeln und Nachdenken, schwache Muskeln, Verdauen von Nahrung und auch Erlebtem sind Themen des Erd-Elements.

Unsere Mitte ist für unseren kompletten Verdauungstrakt bis hin zu unserem Gehirn verantwortlich. Der Magen ist außerdem zuständig für die Vorderseite deines Körpers und somit für eine aufrechte Haltung mit verantwortlich.

Die Erde steht für alles, was uns unterstützt, nährt, beruhigt und Trost spendet.

Die Organe Milz und Magen sind zuständig für das Empfangen, Umwandeln und Weitergeben von Nahrung auf physischer, emotionaler und geistiger Ebene.

Ist dieses Element ausgeglichen – bist du in deiner Mitte – kannst du dich selbst nähren und Trost und Unterstützung auch weitergeben.

Wenn du zu ständiger Fürsorge für andere – dem Helfersyndrom – neigst, oder kalt und rücksichtslos bist, ist deine Mitte auf jeden Fall geschwächt.

Im Weg der Kaiserin heißt es auch, dass eine schwache Mitte dazu führt, dass Frauen sich auf Männer einlassen, die nicht gut für sie sind, wodurch Liebeskummer entsteht.

Mit einer starken Mitte hingegen, erkennen Frauen, was bzw. wer ihnen gut tut und meiden Dinge und Personen intuitiv, die ihnen nicht gut tun.

Das sind doch wirklich gute Nachrichten, oder? Nicht nur verbessert sich deine Gesundheit, du kannst auch besser zwischen „gut für mich“ und „nicht gut für mich“ unterscheiden.

Weitere Beschwerden im Zusammenhang mit der Milz:

- Verdauungsprobleme
- Über- und Unterzuckerung
- Kummer
- Sorge
- Mangelndes Trauern
- Überessen
- Übersäuerung
- Störungen des Immunsystems

KAPITEL 9.1.2 - STÄRKUNG DES ERD-ELEMENTS

Wie du deine Mitte stärken kannst

Um ausreichend nachgeburtliche Energie zu bekommen, musst du deine Mitte stärken. Das funktioniert hauptsächlich über deine Ernährung. Aber auch eine gesunde Bewegung und ausreichend Entspannung sowie ein gesunder Geist sind wichtig, um dauerhaft „in deiner Mitte" zu sein.

Du stärkst deine Mitte also, indem du dich um all das kümmerst.

SO STÄRKST DU DEIN ERD-ELEMENT

1. Gesunde Ernährung

Eine gesunde Ernährung nach der chinesischen Medizin, um deine Mitte zu stärken, ist wirklich nicht schwierig. Es gilt einfach nur die Grundprinzipien zu beachten. Du musst nicht im Kreis nach den fünf Elementen kochen. Du musst noch nicht einmal wirklich die Thermik der Nahrungsmittel beachten.

Natürlich ist es toll, wenn du dich mit der chinesischen

Ernährungslehre auskennst, im Kreis kochen kannst und jedes Nahrungsmittel seinem Geschmack und seiner thermischen Wirkung zuordnen kannst.

Für die Stärkung deiner Mitte ist das aber nicht notwendig.

Es sind die einfachen Grundregeln, die jeder beachten kann – unabhängig von Nahrungsmittelunverträglichkeiten und auch Vorlieben.

Die wichtigste dieser Regeln ist folgende: Nimm warme Mahlzeiten zu dir. Am besten drei Mal am Tag.

Es tut deiner Mitte aber auch schon sehr gut, wenn du zumindest ein warmes Frühstück zu dir nimmst.

2. Gesunde Bewegung

Durch die richtige Bewegung kannst du Blockaden in deinen Energiereitbahnen auflösen. Die Energie kann dadurch besser durch deinen Körper fließen und somit auch besser verteilt werden.

Außerdem hat die chinesische Leber Bewegung sehr, sehr gerne. Sie ist für deine Sehnen verantwortlich und freut sich sehr über Dehnungsübungen.

Zur gesunden Bewegung zählt nach der chinesischen Medizin kein Leistungssport. Zu anstrengender Sport kann mehr Lebensenergie verbrauchen als er dir gibt.

Wenn du gerne Krafttraining machst, dann achte darauf, dass du nach dem Training nicht zu müde wirst und sorge für Ausgleich durch gesündere Bewegungsübungen.

Gesunde Bewegung machst du, wenn du Yoga, Pilates, Qi Gong oder Taiqi praktizierst.

Hier werden hauptsächlich die Energiereitbahnen angesprochen und durchgängig gemacht. Es wird durch die Bewegungen mit der Energie im Körper gespielt, sie wird verteilt und bis in die kleinsten Winkel deines Körpers geschickt.

Außerdem stärkst du durch die bewusste Atmung auch gleichzeitig deine Lunge. Der Atem und die Luft, die wir aufnehmen dient ebenfalls der Gewinnung neuer Lebensenergie.

3. Ausreichend Entspannung

Auch die Entspannung ist wichtig, um deine Mitte zu stärken.

Stress raubt dir unglaublich viel Energie und schadet darüber hinaus auch noch deiner Leber.

Mache alles in Ruhe und ohne Stress. Wenn du isst, dann ohne Stress. Wenn du Sport machst, dann ohne Stress. Wenn du arbeitest, dann ohne Stress. Und so weiter und so fort.

Sorge auch zwischendurch einmal für Auszeiten. Verwöhne dich. Genieße dein Leben!

Du kannst regelmäßig meditieren und dir Entspannungsübungen aneignen. In beiden Fällen tust du deiner Mitte etwas Gutes.

Du siehst also, es ist gar nicht schwer, deine Mitte zu stärken. Dafür ist es umso wichtiger.

KAPITEL 9.2 - DAS METALL-ELEMENT

Das Metall-Element setzt sich aus dem Organpaar Lunge und Dickdarm zusammen.

Sie sind die Wächter des Immunsystems.

Die Lunge steht nicht nur für dieses Organ, sondern für das gesamte „Atemsystem“ bis hin zur Nase, einschließlich der oberen Luftwege mit Nebenhöhlen und Kehlkopf.

Ihr sind auch die Sekrete der oberen Luftwege zugeordnet, zum Beispiel das Nasensekret.

Die Lunge hat außerdem die spezielle Aufgabe, sich um unsere Abwehrenergie zu kümmern. Eine starke Lunge, steht also auch für ein intaktes Immunsystem.

Da sie in engem Zusammenhang mit dem Dickdarm steht – weil sie beide dem Element Metall angehören -, ist sie auch für einen großen Teil der Ausscheidung zuständig.

Der Dickdarm empfängt die flüssigen und festen Bestandteile des „Trüben“ und scheidet sie als Stuhlgang aus.

Das Metall-Element – besonders die Lunge – kontrolliert die Körperoberfläche. Dazu gehören unsere Haut, die Körperhaare sowie die Schweißdrüsen und -poren.

Sie steht somit in direktem Kontakt mit der Außenwelt und

ist somit auch am anfälligsten für Störungen durch unsere Umwelt.

Der Klimafaktor, der unsere Lunge am meisten beeinflussen kann, ist die Trockenheit. Kälte, Wind und Hitze schädigen die Lunge aber ebenfalls.

Geht es unserer Lunge gut, erkennen wir das – unter anderem – an reiner, strahlender, rosiger Haut.

Durch unsere Atmung nimmt die Lunge reines Qi – also Lebensenergie – auf und gibt unreines Qi – verbrauchte Lebensenergie – wieder ab.

Das Atem-Qi der Luft verbindet sich mit dem Nahrungs-Qi der Milz und wird durch die Lunge im gesamten Körper verteilt.

Aber auch die Körperflüssigkeiten werden durch die Lunge verteilt.

Die „reinen" Anteile der Körperflüssigkeiten werden von der Milz zur Lunge geleitet, damit diese sie verdampfen und im gesamten Körper verteilen kann. „Unreine" Flüssigkeiten wiederum werden zur Niere weitergeleitet und durch die Blase ausgeschieden.

Jedem Organ ist eine eigene Seele zugeordnet.

Die Lunge beherbergt die Körperseele Po.

Sie ist für unseren guten Instinkt verantwortlich. Po beherrscht aber auch die vegetativen und autonomen Reaktionen.

ÜBERSICHT

- **Element:** Metall
- **Zugeordnete Organe:** Lunge und Dickdarm
- **Funktionen:** Abwehrenergie

- **Farbe:** Weiß
- **Uhrzeit:** Lunge 3-5 Uhr, Dickdarm 5-7 Uhr
- **Jahreszeit:** Herbst
- **Geschmack:** scharf
- **Körpergewebe:** Haut, Körperbehaarung, Schweißdrüsen/-poren
- **Öffner:** Nase
- **Emotion:** Trauer, Melancholie
- **Sekretion:** Sekrete der oberen Luftwege, zum Beispiel Nasensekret
- **Pathogener Klimafaktor:** Trockenheit
- **Entwicklung:** Ernten
- **Gelenk:** Ellenbogen

KAPITEL 9.2.1 - BESCHWERDEN DES METALL-ELEMENTS

Das Metall-Element beinhaltet die Organe Lunge und Dickdarm. Somit ist diese Übung für dein gesamtes Atmungssystem – von der Nase bis zur Lunge – und natürlich den Dickdarm gut. Wenn du zum Beispiel unter Asthma leidest, ist dieses Element geschwächt.

Das Metall-Element kümmert sich aber auch um unsere Haut. Ausschläge, Allergien, Pickel, Akne, Ekzeme usw. werden von diesem Organpaar kontrolliert.

Ein gutes Abwehr- oder Immunsystem hängt mit einem starken Metall-Element zusammen.

Die Lunge steht außerdem für den oberen Brustbereich und der Dickdarm für den unteren Rückenbereich. Beschwerden in diesen Zonen, deuten auf ein schwaches Metall-Element hin.

Weitere Beschwerden im Zusammenhang mit der Lunge

- Nicht loslassen können
- Bronchitis
- Husten

- Zahnfleischbluten
- Depression
- Melancholie
- Mundgeruch
- Verstopfung
- Blähungen
- Schwaches Gedächtnis
- Erkältungskrankheiten
- Schwache, heisere oder raue Stimme
- Mund- und Rachentrockenheit
- Nachtschweiß
- Juckende Schleimhäute
- Heiserkeit
- Halskratzen
- Kopfschmerzen
- Kurzatmigkeit
- Keuchatmung
- Appetitmangel
- Völlegefühl
- Erschöpfung
- Bauchschmerzen
- Durchfall

KAPITEL 9.2.2 - STÄRKUNG DES METALL-ELEMENTS

Dein Metall-Element und somit deine Lunge, deinen Dickdarm und dein Immunsystem zu stärken, ist gar nicht so schwer. Hauptsächlich hat eine gute Lungen-Energie mit ausreichend frischer und guter Luft zu tun.

SO STÄRKST DU DEIN METAKK-ELEMENT

1. Mache Atemübungen

Deine Lunge unterstützt du am besten, indem du sie trainierst.

Du kannst Atemübungen machen. Besonders eignen sich dafür Qi Gong, Taiji, Yoga und Pilates, weil hier viel Wert auf die richtige Atmung während den Übungen gelegt wird.

2. Hör auf zu rauchen

Dass du auf Rauchen und andere schädigende Verhaltensweisen verzichten solltest, brauche ich hoffentlich gar nicht erst erwähnen.

Aber wusstest du, dass der Nikotin-Entzug keinerlei Entzugserscheinungen auslöst? Das ist angeblich alles nur in deinem Kopf.

Außerdem dauert es gar nicht mal so lange, bis deine Lunge wieder wie neu aussieht.

Alle deine Organe können sich wieder regenerieren, wenn du nur lieb zu ihnen bist.

3. Setze auf Thymian

Thymian ist gut für deine Lunge. Du kannst ihn als Gewürz deinen Mahlzeiten beimischen.

Du kannst dir aber auch Thymian als ätherisches Öl besorgen und regelmäßig in deine Duftlampe geben, um die Raumluft damit zu besprühen.

Oder du nimmst ein Thymian-Vollbad.

4. Achte auf deine Emotionen

Der Lunge wird die Emotion Trauer zugeschrieben.

Wenn du zu viel trauerst, oder gar nicht trauern kannst, schädigt das deine Lunge.

In beiden Fällen solltest du dir Hilfe suchen und eventuell zur Trauerberatung gehen.

5. Stärke deine Mitte

Außerdem unterstützt du deine Lunge natürlich, wenn du auf deine Mitte Acht gibst. Die Lunge ist schließlich das Kind der Milz.

KAPITEL 9.3 - DAS WASSER-ELEMENT

Dem Wasser-Element sind die Organe Niere und Blase zugeordnet.

Die Niere ist die Wurzel des Lebens und Bewahrerin der vorgeburtlichen Essenz.

Diese Essenz ist die Grundlage der Entstehung und Reifung von Eizellen und Spermien. Somit ist die Niere auch für deine Fruchtbarkeit verantwortlich.

Aber nicht nur das, sie hat auch die Kontrolle über deine Sexualfunktionen allgemein.

Deine Niere ist auch für die gesamte Produktion und Bewegung der Körperflüssigkeiten zuständig. Sie kontrolliert also den Wasserhaushalt deines Körpers.

Dabei sammelt sie die Flüssigkeiten aus dem Darm, der Lunge und der Milz. Die „klare" Flüssigkeit leitet sie zu der Lunge hinauf und „trübe" Flüssigkeit gibt sie an die Blase zur Ausscheidung weiter.

Das Qi, das die Lunge zu ihr hinabführt, nimmt sie auf und hält sie fest. So unterstützt sie die Lunge bei der Atmung. Deshalb kann eine Störung der Niere auch zu Atembeschwerden führen.

Die Blase wiederum nimmt die „trüben“ Flüssigkeiten aus Dünndarm und Niere auf und scheidet sie als Urin aus.

Sie entfaltet sich in unserem Haupthaar, das zugeordnete Gewebe sind die Knochen und das entsprechende Sinnesorgan sind die Ohren.

Glänzende, füllige Haare und gesunde Knochen sind also das Ergebnis einer gesunden Niere.

Die Sekretion der Niere ist der Urin und der Klimafaktor, der die Niere am meisten schädigen kann, ist die Kälte. Aber auch Trockenheit und Hitze tun der Niere nicht gut.

Eine starke Niere steht für eine starke Willenskraft und vor allem für den Willen durchzuhalten. Chronische Überarbeitung schwächt die Niere aber.

ÜBERSICHT

- **Element:** Wasser
- **Zugeordnete Organe:** Niere und Blase
- **Funktionen:** Wasserhaushalt, Sexualfunktion
- **Farbe:** Schwarz
- **Uhrzeit:** Blase 15-17 Uhr, Niere 17-19 Uhr
- **Jahreszeit:** Winter
- **Geschmack:** salzig
- **Körpergewebe:** Mark, Knochen, Kopfhaar
- **Öffner:** Ohren, untere Körperöffnungen
- **Emotion:** Angst, Furcht
- **Sekretion:** Urin
- **Pathogener Klimafaktor:** Kälte
- **Entwicklung:** Speicherung
- **Gelenk:** Knie

KAPITEL 9.3.1 - BESCHWERDEN DES WASSER-ELEMENTS

Die Niere ist für unsere Fortpflanzung verantwortlich. Wenn du nicht schwanger werden kannst, gehört auf jeden Fall die Niere gestärkt.

Beschwerden mit dem Wasserhaushalt oder den Sexualfunktionen hängen ebenfalls mit diesem Element zusammen.

Kraft und Energie zum Handeln bekommen wir vom Wasser-Element, aber auch die Fähigkeit uns dem Fluss des Lebens hinzugeben hängt damit zusammen.

Ängste und Panikattacken sind Beschwerden, die mit diesem Element im Zusammenhang stehen.

Die Blase ist wichtig für deine aufrechte Haltung. Da sich dieser Meridian über den gesamten Rücken zieht, ist er auch oft verantwortlich für Rückenschmerzen.

Weitere Beschwerden im Zusammenhang mit der Niere

- Stress
- Hormonstörungen
- Menstruationsstörungen

- Herzschwäche
- Plötzliche Schweißausbrüche
- Nachts auf die Toilette müssen
- Lebensangst
- Rast- und Ruhelosigkeit
- Nicht-weinen-können
- Schwache Knöchel
- Rückenschmerzen
- Tränende Augen
- Rinnende Nase

KAPITEL 9.3.2 - STÄRKUNG DES WASSER-ELEMENTS

Dein Wasser-Element zu stärken ist gar nicht so schwer, dafür aber umso wichtiger. Schau dir diese Möglichkeiten an, wie du deine Niere und deine Blase stark machst und somit deine vorgeburtliche Lebensenergie länger bewahren kannst.

SO STÄRKST DU DEIN WASSER-ELEMENT

1. Sorge für ausreichend Schlaf

Um die Niere zu stärken, ist es besonders wichtig, einen guten und gesunden Schlaf zu haben.

Achte auf regelmäßige Schlafenszeiten und belaste dich vor dem Zubettgehen nicht mit negativen Nachrichten oder brutalen Filmen.

2. Probier's mit Lavendel

Wenn du schlecht einschlafen kannst, probiere es einmal mit Lavendel.

Der Duft entspannt und beruhigt. Dadurch kann man abends besser abschalten und schläft auch besser ein.

Es gibt zum Beispiel Kräuterkissen, die mit Lavendel gefüllt sind.

Du kannst das ätherische Öl aber auch in eine Duftlampe geben.

Vergiss nur die Kerze nicht auszublasen bevor du schlafen gehst.

Wenn du keine Duftlampe hast und dir auch nicht extra ein Kissen zulegen willst, träufle einfach ein paar Tropfen ätherischen Lavendelöls auf ein Tuch.

3. Zieh dich warm an

Sorge für ausreichend Wärme in der Nierengegend durch passende Kleidung.

Die Nieren haben es gar nicht gerne kalt und deshalb solltest du immer darauf schauen, dass du sie schön warm hältst.

4. Trinke ausreichend

Die Niere entstammt dem Wasser-Element. Da ist es nur logisch, dass sie gerne im Wasser plantscht.

Sorge mit ausreichend Flüssigkeitszufuhr dafür, dass sich deine Niere richtig wohl fühlt.

5. Keine Angst

Vermeide alles, was dir Angst macht.

Diese Emotion wird nämlich der Niere zugeordnet und ist deshalb – im Überfluss – gar nicht gut.

Besonders vor dem Zubettgehen solltest du alles meiden, das dir „an die Nieren geht“.

Ich habe zum Beispiel aufgehört, Nachrichten zu schauen oder Zeitungen zu lesen. Was bringt es mir schon? Wenn tatsächlich etwas gravierendes passiert, das ich unbedingt wissen muss, erfahre ich es so oder so.

Ein Leben ohne Schreckensmeldungen ist aber wesentlich entspannter.

6. Stärke deine Mitte

Eine gestärkte Mitte sorgt natürlich auch dafür, dass es der Niere gut geht.

Vor allem das richtige Abendessen unterstützt einen ruhigen Schlaf.

KAPITEL 9.4 - DAS HOLZ-ELEMENT

Zum Holz-Element gehören die Organe Leber und Gallenblase.

Die Leber sorgt für einen harmonischen, ungehinderten Fluss der Lebensenergie im ganzen Körper und ist somit für einen reibungslosen Ablauf der Körperfunktionen zuständig.

Sie zeichnet sich durch eine strategische Planung aus.

Außerdem arbeitet sie an deinen Antriebskräften und der Blutspeicherung, weshalb sie auch in engem Zusammenhang mit der Menstruation steht.

Bei körperlicher Ruhe fließt das Blut zurück in die Leber, wo es sich regenerieren kann.

Da die Leber um die Mittagszeit am wenigsten versorgt wird, bietet sich zwischen 13 und 15 Uhr eine kleine Mittagspause an, in der dein Körper in die Waagerechte gebracht wird.

Ihr zugeschriebenes Sinnesorgan sind die Augen. Wenn du kurz- oder weitsichtig bist, könnte das also mit einer Blockade der Leber zusammenhängen.

Die zugeordnete Sekretion sind die Tränen, was die Beziehung zu den Augen als Öffner der Leber widerspiegelt.

Die Leber entfaltet sich außerdem über die Nägel und kümmert sich um die Geschmeidigkeit deiner Sehnen und Bänder.

Die Wanderseele Hun wird von der Leber beherbergt. Hun entspricht dabei am ehesten unserem westlichen Verständnis der Seele, die nach dem Tod des Körpers überlebt und den Körper verlässt.

Hun beherrscht die Emotionen, die geistige Ausgewogenheit, die Durchsetzungskraft und bestimmt die Fähigkeit, dein Leben zu planen.

Die Gallenblase wiederum verhilft dir zu Mut und Initiative. Sie sorgt für einen inneren Lebensplan und ist dafür zuständig, dass du Entscheidungen treffen kannst.

Der Klimafaktor, der die Leber am meisten angreift, ist der Wind.

ÜBERSICHT

- **Element:** Holz
- **Zugeordnete Organe:** Leber und Gallenblase
- **Funktionen:** Antriebskräfte, Blutspeicherung
- **Farbe:** Grün
- **Uhrzeit:** Gallenblase 23-1 Uhr, Leber 1-3 Uhr
- **Jahreszeit:** Frühling
- **Geschmack:** sauer
- **Körpergewebe:** Sehnen, Bänder, Muskeln, Finger- und Fußnägel
- **Öffner:** Augen
- **Emotion:** Wut, Zorn, Ärger

- **Sekretion:** Tränen
- **Pathogener Klimafaktor:** Wind
- **Entwicklung:** Keimen
- **Gelenk:** Schulter

KAPITEL 9.4.1 - BESCHWERDEN DES HOLZ-ELEMENTS

Die Leber kann oft angespannt sein, das wirkt sich auch auf unseren Körper aus. Es entstehen Verspannungen, man kann nicht richtig locker lassen.

Blockaden dieses Elements stehen auch deiner persönlichen, geistigen und spirituellen Entfaltung im Weg. Die Leber plant und die Gallenblase trifft Entscheidungen. Wenn du also mit einem der beiden Dinge Probleme hast, liegt eine Blockade dieses Elements vor.

Weitere mögliche Beschwerden sind unter anderem Stoffwechselprobleme, juckende oder tränende Augen, Völlegefühl nach dem Essen, feuchte Hand- und Fußflächen, Gallensteine, Migräne und Eifersucht. Störungen der Hormone, des Säurebasen-Haushalts oder der Blutgerinnung haben auch mit diesem Element zu tun.

Weitere Beschwerden im Zusammenhang mit der Leber:

Hier noch eine Auflistung von möglichen Beschwerden. Wenn mehrere davon auf dich zutreffen, kann es nicht schaden, mit der Stärkung deiner Leber zu beginnen.

- Trockene Augen
- Juckende/Tränende Augen
- Nachtblindheit
- Verschwommenes Sehen
- Gerötete Augen
- Bindehautentzündung
- Schwindel
- Kopfschmerzen/Migräne
- Vergesslichkeit
- Schlafstörungen
- Hörsturz
- Tinnitus
- Mundtrockenheit
- Schluckbeschwerden
- Globusgefühl
- Nasenbluten
- Muskelschwäche
- Taubheitsgefühl in den Armen und Beinen
- Brüchige Haare und Nägel
- Schmerzhafte Menstruation
- Ausbleiben der Menstruation
- Starke Menstruation
- Schwache Menstruation
- PMS (Prämenstruelles Syndrom)
- Regelschmerzen
- Verdauungsbeschwerden
- Bauchschmerzen
- Völlegefühl im Oberbauch
- Gallensteine
- Feuchte Hand- und Fußflächen
- Wutausbrüche
- Unruhe
- Reizbarkeit

- Depression
- Eifersucht
- Stimmungslabilität

KAPITEL 9.4.2 - STÄRKUNG DES HOLZ-ELEMENTS

Auch dein Holz-Element zu stärken ist nicht schwer. Wie bei allen anderen Elementen gilt natürlich auch hier: Geht's deiner Mitte gut, geht es allen anderen Organen und Elementen gut.

Trotzdem verrate ich dir an dieser Stelle, was du gezielt für dein Holz-Element tun kannst.

SO STÄRKST DU DEIN HOLZ-ELEMENT

1. Mache ausreichend Bewegung

Deine Leber stärkst du mit ausreichend Bewegung, ohne Stress. Vor allem die chinesischen Bewegungsformen Taiji und Qi Gong bringen deinen Energiefluss wieder zum Fließen.

Aber auch Dehnungsübungen, Yoga und Pilates eignen sich hervorragend dafür, die Anspannung der Leber zu vertreiben und deinem Körper etwas Gutes zu tun.

2. Vermeide Stress

Stress mag die Leber gar nicht. Vermeide ihn in allen Lebensbereichen so gut es geht, auch beim Sport. Setze dich nicht unter Leistungsdruck. Mache Pausen, entspanne dich und finde ein gutes Gleichgewicht zwischen Aktivität und Passivität.

Du kannst kleine Entspannungsübungen in deinen Alltag einbauen, um Stress abzubauen. Du kannst aber auch regelmäßig meditieren, um zur Ruhe zu kommen. Schau einfach, was dir selbst gut tut.

Lass dich auch einfach einmal treiben. Wende dich den guten Dingen im Leben zu. Finde den Genuss in einem gesunden Lebensstil. Nimm dir die Zeit, einfach einmal die Schönheit der Natur zu genießen.

3. Suche dir ein kreatives Hobby

Kreativität ist gut für die Leber. Sie unterstützt das freie Fließen der Energie und löst Blockaden. Du kannst Malen, Zeichnen, Schreiben, Töpfern,... Deiner Fantasie und Kreativität sind hier keine Grenzen gesetzt.

4. Achte auf deine Emotionen

Der Zorn ist die Emotion der Leber. Aber auch seine nahen Verwandten – Groll, unterdrückter Ärger, Reizbarkeit, Frustration, Wut, Hass, Entrüstung, Feindseligkeit und Verbitterung – gehören dazu.

Wenn diese Emotionen zu intensiv sind oder zu lange bestehen, schädigen sie die Leber. Je nachdem, wie du mit dieser Emotion umgehst – ob du sie unterdrückst oder herauslässt – äußern sich die Beschwerden.

5. Trinke Zitronenwasser

Zitrone unterstützt die Leber in ihrer Tätigkeit. Du könntest es dir zur Gewohnheit machen, in der Früh ein Glas lauwarmes Wasser mit einem Schuss Zitrone zu trinken. Im Winter kannst du auch etwas Zitronensaft in deinen Ingwer-Tee geben.

6. Mache Leberwickel

Leberwickel tun deiner Leber so richtig gut. Du brauchst dafür auch gar nicht viel. Lege ein warmes, feuchtes Tuch auf deinen rechten Oberbauch – dort, wo sich die Leber befindet. Lege darüber einen Thermophor und gib ein weiteres Tuch darüber, damit das Ganze auch wirklich schön warm bleibt. Diesen Wickel lässt du 20 bis 30 Minuten lange einwirken.

Du kannst auf den Bereich deines Bauches, wo sich deine Leber befindet auch ein paar Tropfen ätherischen Zitronenöl träufeln. Darüber freut sich deine Leber nochmal extra.

7. Geh in die Natur

Da die Leber mit den Augen zusammenhängt, schädigt alles, was den Augen nicht gut tut, auch die Leber. Dieser Tipp hat also gleich zwei Folgen: Wenn du in die Natur gehst, stärkst du die Leber, weil die Farbe Grün die Farbe des zugeordneten Holz-Elements ist und du kommst von Computer, Fernseher & Co. weg.

Zu lange Arbeit am Computer, übermäßiger Fernsehkonsum, das Starren auf dein Smartphone, aber auch übermäßiges Lesen von Büchern, tun deiner Leber auf Dauer nicht gut. Deshalb solltest du deinen Augen auch einmal eine Pause gönnen.

Während der Arbeit am Computer kannst du immer wieder

einmal kleine Pausen machen, in denen du aus dem Fenster schaust. Wenn du ins Grüne blickst, ist das umso besser. Suche dir einen weit entfernten Punkt. Damit bekommst du einen Ausgleich zwischen Nah- und Fern-Sehen.

Vermeide aber wenn möglich unnötigen Konsum von digitalen Medien. Das tut weder deinen Augen noch deiner Leber gut. Gehe lieber raus in die Natur und stärke deine Leber dadurch.

8. Stärke deine Mitte

Wenn du deine Mitte – also Milz und Magen – stärkst, wird deine Leber entlastet. Das Stärken der Mitte stärkt wiederum alle anderen Organe.

KAPITEL 9.5 - DAS FEUER-ELEMENT

Dem Herzen wird die Persönlichkeit eines Menschen zugeschrieben. Zu ihm gehören also alle psychischen, intellektuellen und spirituellen Fähigkeiten, die dich ausmachen.

Die Lebensenergie, die du durch deine Nahrung gewinnst, wird vom Herzen in Blut umgewandelt.

Es ist für die richtige Zirkulation deines Blutes verantwortlich und kontrolliert auch die Blutgefäße.

Das Herz beherbergt deinen Geist – Shen. Es ist der Sitz des Bewusstseins und beeinflusst deine mentalen, emotionalen und spirituellen Aktivitäten.

Ein gut ausgeprägter Shen, und somit ein gesundes Herz, entfaltet sich im Gesicht. Du erkennst es sehr gut an einer positiven Ausstrahlung.

Das Herz kann uns manchmal auf der Zunge liegen, was auch gleich das zugehörige Sinnesorgan erklärt. Aber auch die Sprachfähigkeit und der Geschmackssinn gehören hier dazu.

Die Sekretion des Herzens ist der Schweiß. Der Klimafaktor, der das Herz am meisten beeinflusst ist die Hitze.

Das Herz steht in enger Verbindung mit dem Dünndarm und beide gehören dem Feuer-Element an.

Der Dünndarm empfängt den vorverdauten Nahrungsbrei aus dem Magen. Er trennt „Reines“ von „Unreinem“. Das „Unreine“ wird zur weiteren Behandlung zum Dickdarm geschickt.

Liegt eine Störung des Dünndarms vor, kann das Herz überlastet werden, weil er auch „Unreines“ zum Herzen durch lässt.

Damit sind aber nicht nur die Körperflüssigkeiten gemeint, sondern auch das Trennen von Wichtigem und Unwichtigem in psychischer Hinsicht.

Ein gesunder Dickdarm spiegelt sich in klarem Denken und einer guten Urteils- und Unterscheidungskraft wider.

Das Feuer-Element besteht als einziges Element nicht nur aus zwei sondern aus vier Organen. Wobei zwei davon keine physischen Organe widerspiegeln, nämlich der Herz-Kreislauf und der Dreifach-Erwärmer.

Der Herz-Kreislauf ist auch für den Schutz des Herzens zuständig. Er soll insbesondere Aufregung oder Erregung vom Herzen fern halten. Das umfasst übermäßig freudige wie auch schmerzvolle Emotionen.

Der Dreifach-Erwärmer ist für die Wärmeverteilung im Körper zuständig.

ÜBERSICHT

- **Element:** Feuer
- **Zugeordnete Organe:** Herz und Dünndarm / Kreislauf-Sexus und Dreifach-Erwärmer
- **Funktionen:** Persönlichkeitsentfaltung

- **Farbe:** Rot
- **Uhrzeit:** Herz 11-13 Uhr, Dünndarm 13-15 Uhr, Kreislauf-Sexus 19-21 Uhr, Dreifach-Erwärmer 21-23 Uhr
- **Jahreszeit:** Sommer
- **Geschmack:** bitter
- **Körpergewebe:** Blutgefäße
- **Öffner:** Zunge
- **Emotion:** Freude, Übererregung und Erregbarkeit
- **Sekretion:** Schweiß
- **Pathogener Klimafaktor:** Hitze
- **Entwicklung:** Wachstum
- **Gelenk:** Nacken, Handgelenk

KAPITEL 9.5.1 - BESCHWERDEN DES FEUER-ELEMENTS

Wenn dein Herz schwach ist, kann es zu einem schwachen oder unregelmäßigem Puls kommen.

Da dein Herz Shen, also deinen Geist, beherbergt, werden Merk- und Konzentrationsschwierigkeiten diesem Organ zugeschrieben.

Es kann zu Unruhe, Schlaflosigkeit, aber auch übermäßigem Träumen kommen. Auch Verwirrung und Bewusstseinsverlust stehen mit dem Herzen in Zusammenhang.

Weitere Beschwerden im Zusammenhang mit dem Herzen

Mögliche Beschwerden dieses Elements sind unter anderem Stottern, Schwindel, Schmerzen im Brustbereich, Kniebeschwerden, Nackenschmerzen, Verdauungsbeschwerden, Mundschleimhaut-Entzündungen, Rückgrat-Probleme im Halsbereich, Verlust der Libido, Mund-, Nase- und Augenentzündungen, Erkältungen, Spannungsgefühl in den Zähnen, trockener Mund, Lendenwirbel-Probleme, Infektionen der Blutwege und Prostata-Probleme.

- Stottern
- Sprachstörungen
- Nachtschweiß
- Spontanschweiß
- Schwindel
- Schmerzen im Brustbereich
- Kniebeschwerden
- Nackenschmerzen
- Verdauungsbeschwerden
- Entzündungen der Mundschleimhaut
- Rückgrat-Probleme im Halsbereich
- Verlust der Libido
- Mund-, Nase- und Augenentzündungen
- Erkältungen
- Spannungsgefühl in den Zähnen
- Trockener Mund
- Lendendwirbel-Probleme
- Infektionen der Blutwege
- Prostata-Probleme
- Ängstlichkeit
- Herzrasen
- Schlaflosigkeit
- Müdigkeit
- Kraftlosigkeit
- Schwache Stimme
- Herzrhythmusstörungen
- Beklemmungsgefühl im Brustbereich
- Angina pectoris
- Hitzewellen
- Reizbarkeit

KAPITEL 9.5.2 - STÄRKUNG DES FEUER-ELEMENTS

Mittlerweile kannst du dir sicher denken, dass auch die Stärkung des Feuer-Elements im Grunde ganz einfach geht. Man muss nur wissen, wie.

Legen wir also gleich los.

SO STÄRKST DU DEIN FEUER-ELEMENT

1. Mach ausreichend Bewegung

Du stärkst dein Herz, wenn du an deiner Kondition arbeitest.

Es geht aber nicht nur darum, dass du nicht mehr ins Keuchen kommst, wenn du fünf Stufen hochsteigen musst.

Die Bewegung regt auch die Sauerstoffzirkulation in deinem Körper an und unterstützt somit dein Herz zusätzlich.

2. Führe gute Beziehungen

Unter Freunden und Verwandten fühlt sich dein Herz so richtig wohl.

Nicht umsonst wird die Liebe dem Herzen zugeschrieben.

3. Vermeide Stress

Stress lässt dein Herz höher schlagen und beansprucht es somit. Du möchtest aber, dass es ihm gut geht, deshalb solltest du auch Stress so weit wie möglich meiden.

Das gilt im Übrigen auch für Ängste und alle anderen Emotionen.

Jede Emotion, die im Überfluss vorhanden ist, schadet schlussendlich deinem Herzen.

4. Hab Spaß am Leben

Lebensfreude und Spaß am Leben stärken dein herz ungemein.

Nicht umsonst wird die Freude dem Herzen zugeschrieben.

Mit einer guten Portion Freude tust du deinem Herzen richtig gut.

Übertreibe es aber nicht. Denn auch bei der Freude gilt, dass jede Emotion im Übermaß dein Herz schwächt.

5. Stärke deine Mitte

Auch hier gilt natürlich, dass eine starke Mitte gut für dein Herz ist.

LOLAS ERFOLGSGESCHICHTE

Müde, aber voller neuer Motivation legt Lola das Buch zur Seite.

Es ist mittlerweile weit nach Mitternacht. Sie hat das Buch in einem Rutsch ausgelesen, so spannend fand sie all die Informationen, die ihr geboten wurden.

Gleich morgen will sie mit der Umsetzung beginnen. Irgendwo in der Küche müssten sogar noch Haferflocken zu finden sein, damit sie gleich mit einem stärkenden Frühstück beginnen kann.

Um bloß nichts zu vergessen, nimmt sie sich noch ihren Filofax zur Hand.

„Wenn ich das nicht sofort mache, wird das erst wieder nichts. Ich zieh das jetzt durch, egal wie spät es schon ist!"

Sie beginnt, sich eine Zeiteinteilung zu machen.

Morgens um 8 Uhr muss sie im Büro erscheinen. Das heißt, sie wird sich den Wecker ein bisschen früher stellen, um noch genug Zeit für ihren Haferbrei und die Meridiandehnung zu haben. Die Dehnung der Meridiane kommt ihr gerade recht. Mit Krafttraining hätte der zarte Pudel nur wenig anfangen können.

Gleich nach der Arbeit wird sie einkaufen gehen und einige Dinge besorgen, damit sie sich auch Mittags im Büro gesund ernähren kann. Das bedeutet, sie wird am Abend noch vorkochen.

Nach dem Kochen will sie noch 20 Minuten lang Qi Gong und vor dem Schlafengehen eine kleine Entspannungsübung im Bett machen.

„Das fühlt sich so richtig gut an."

ZWEI MONATE SIND VERGANGEN seit Lola in dem Kurs von Emilia war.

An ihren Plan hat sie sich gehalten. Zumindest die meiste Zeit über.

Ein paar kleine Ausrutscher sind ihr passiert, aber das sieht sie nicht so eng. Immerhin ist es am wichtigsten, dass es ihr gut geht und sie sich wohl fühlt. Und, eines steht auf jeden Fall fest, ihr geht es wesentlich besser.

Voller Freude steht sie morgens auf - ihren Wecker braucht sie fast gar nicht mehr. In der Früh freut sie sich schon auf eine kleine Runde Meditation und ihren Haferbrei danach.

Obwohl sie am Anfang schwer damit zu kämpfen hatte, eine halbe Stunde früher aufzustehen, macht es ihr heute gar nichts mehr aus. Im Gegenteil, sie genießt die Zeit für sich in den frühen Morgenstunden.

Dank des vorgekochten Mittagessens, das sie meistens zu sich nimmt, schaffst sie es auch sich am Abend daran zu halten, nur eine Suppe zu essen. Vom Heißhunger, den sie sonst immer verspürt hat, keine Spur mehr.

Sie fühlt sich energiegeladen, motiviert und so unglaublich leicht. Einfach pudelwohl.

Endlich hat sie wieder die Kraft, ihren Hobbys nachzugehen und sich mit Dingen zu beschäftigen, die ihr Freude bereiten.

Die alte Eule wird sie für immer in liebevoller Erinnerung behalten. Hat sie ihr doch einen so einfach Weg zu ihrem Wohlbefinden gezeigt.

Auch mit Rufus, dem Löwen, und Pippa, dem Einho... ähm Nilpferd, hat sie Kontakt gehalten.

Rufus ist seine emotionalen Wutausbrüche so gut wie los. Nur hin und wieder reagiert er noch ein bisschen verärgert, aber das darf schließlich sein.

Und Pippa, der geht es gut wie eh und je. Sie hat sogar ein paar Kilos abgenommen, worauf sie unheimlich stolz ist.

Manchmal treffen sie drei und gehen gemeinsam wandern, um neben dem Qi Gong und der Meridiandehnung noch zusätzliche Bewegung zu machen.

Sie sind zu einem eingeschworenen Team auf ihrem gemeinsamen Weg zu ihrem Pudelwohl-Gefühl geworden.

SCHLUSSWORT UND BONUSBEREICH

Ich hoffe, du hattest beim Lesen dieses Buches genau so viel Freude, wie ich beim Schreiben.

Noch mehr hoffe ich aber, dass du dein neues Wissen auch gleich in die Tat umsetzt. Denn Wissen ist zwar schön und gut, aber wahre Veränderung kann erst eintreten, wenn dieses Wissen auch in der Praxis - also in deinem täglichen Leben - angewandt wird.

Wie ich schon erwähnt habe, ist es nicht mein Ziel, dass dieses Buch, wie so viele andere, vergessen in deinem Bücherregal herumsteht.

Es darf dein Begleiter zu einer gesunden und genussvollen Lebensweise werden.

Dabei wünsche ich dir ganz viel Spaß!

Wenn dir das Buch gefallen hat, würde ich mich sehr über eine Rezension auf Amazon von dir freuen!

Einfach diesen Link verwenden und deine Meinung kundtun:

https://nataschazimmermann.com/pwk-amazon

. . .

Wie schon am Anfang des Buches versprochen, gibt es auch einen Bonusbereich, auf den du kostenlos zugreifen kannst.

Dort findest du:

- Die Ernährungsregeln auf einen Blick als PDF zum Downloaden und Ausdrucken
- Die Merdiandehnungsübungen auf einen Blick als PDF zum Downloaden und Ausdrucken
- Die Qi Gong Übungen auf einen Blick als PDF zum Downloaden und Ausdrucken
- Die Meditationsanleitung als Audiodatei zum Anhören und Downloaden
- Die Entspannungsübung als Audiodatei zum Anhören und Downloaden
- Alle Bilder in Farbe zum Downloaden und Ausdrucken

Hier ist dein Link:
https://nataschazimmermann.com/pwk-buch

Jetzt gibt es keine Ausreden mehr! Hol dir die Sachen und fang an!

Fühl' dich pudelwohl!
Herzliche Grüße,
Natascha

ÜBER DIE AUTORIN

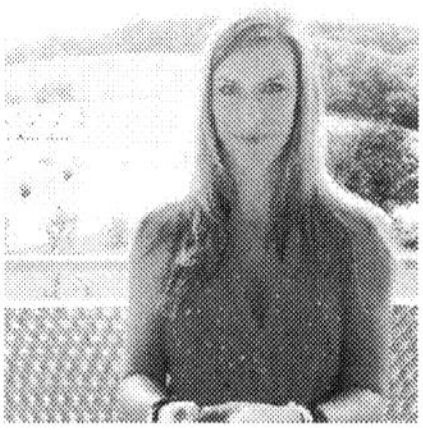

Natascha Zimmermann ist Autorin, Bloggerin, Tuina- und Nuad-Therapeutin und Energetikerin.

Schon mit 19 Jahren ist sie auf die Wirkungsweise der Traditionellen Chinesischen Medizin und der Energiearbeit aufmerksam geworden. Sie litt damals unter Panikattacken und konnte diese mit Hilfe von TCM und Energiearbeit vollkommen los werden.

Auch als sie beschloss, ein allgemein gesünderes Leben zu führen, an ihrem Körper innerlich als auch äußerlich zu arbeiten, hat ihr das Wissen um diese Methoden sehr geholfen.

Deshalb beschloss sie, dieses Wissen mit der Welt zu teilen.

Jahrelang hat sie in ihrer eigenen kleinen Praxis in Wien ihren KlientInnen mit ihren Methoden zu mehr Wohlbefinden verholfen.

Mittlerweile zeigt sie mit ihrer Webseite "NataschaZimmermann.com" Menschen im ganzen deutschsprachigen Raum, wie sie sich mit einfachen Tipps wieder pudelwohl fühlen können. Ihr "Sexy Spirit Lifestyle" und "Das Pudelwohl Konzept" stehen für praxisorientierte Anleitungen zur Selbsthilfe in den verschiedensten Lebensbereichen.

Um immer am Laufenden über neue Bücher zu bleiben, kannst du mir hier folgen: https://nataschazimmermann.com/amazon

11678628R00123

Printed in Great Britain
by Amazon